get it 轻知

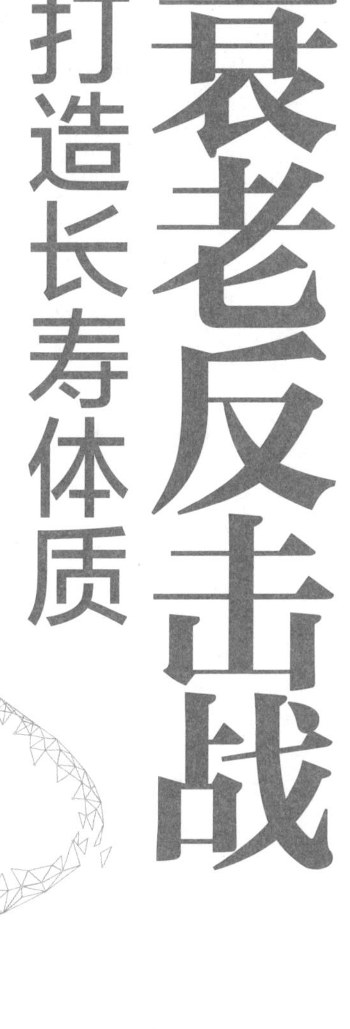

衰老反击战

打造长寿体质

田 埂——著

中国轻工业出版社

图书在版编目（CIP）数据

衰老反击战：打造长寿体质 / 田埂著. —北京：中国轻工业出版社，2023.11

ISBN 978-7-5184-4259-1

Ⅰ. ①衰…　Ⅱ. ①田…　Ⅲ. ①抗衰老—普及读物
Ⅳ. ① R339.34-49

中国国家版本馆 CIP 数据核字（2023）第 027585 号

责任编辑：付　佳　　责任终审：张乃柬　　整体设计：锋尚设计
文字编辑：瀚　文　　责任校对：朱燕春　　责任监印：张京华

出版发行：中国轻工业出版社（北京东长安街6号，邮编：100740）
印　　刷：艺堂印刷（天津）有限公司
经　　销：各地新华书店
版　　次：2023年11月第1版第2次印刷
开　　本：710 × 1000　1/16　印张：9
字　　数：170千字
书　　号：ISBN 978-7-5184-4259-1　定价：49.80元
邮购电话：010-65241695
发行电话：010-85119835　传真：85113293
网　　址：http://www.chlip.com.cn
Email：club@chlip.com.cn
如发现图书残缺请与我社邮购联系调换
231770S2C102ZBW

推荐序

这是一本难得的科普好书，我平常很少阅读科普作品，但当我开始阅读此书的时候，爱不释手，一阅而尽。

这本书从衰老对人体各组织器官的各种影响开始讲述，其后跟随最新的衰老十二大标志的详细解释，让读者了解造成细胞衰老的原因以及对应的干预方法。深入细胞，作者带我们了解了“万象之源”——基因与遗传，这属于我的专业领域，站在专业角度，这部分内容基本上涵盖了所有的知识点，深入浅出，容易理解。

除了理论知识，本书还从饮食、运动、情绪、睡眠等基础且可行的方面指导读者如何延长健康寿命。一些被人们认为是可以对寿命产生积极影响的养生方式，比如保证优质睡眠、干预肠道微生物等，在这本书中有细致的讲解，还有一些有意思的话题，比如哪类运动更容易使人长寿、温度对寿命的影响是怎么样的……这部分内容的相关结论大部分是来自大型人群科学研究，所以也更有指导日常生活的价值。

在延伸阅读中，作者总结了一些在实验动物或者细胞水平被证明可以延寿的药物，这部分免去了复杂的原理介绍，把重点放在了我们应该知道和掌握的内容上。其中，作为充满前景的干细胞抗衰老方面，虽然还有很多未知，但是作者帮读者更新了这方面的基础知识以及可能、可行的方法。

在我们不得不面对自己和周围人衰老的时候，更多地了解它并科学地加以干预，相信会是未来的一种生活方式。这本书选择了抗衰老领域里的关键问题进行了分析和解答。在这个信息碎片化，各种谣言和“伪科学”满天飞的时代，这本书上百篇的参考文献提供了信息来源的可靠性，证明了作者的学术功底和科学态度。这也是作者从事了十年科研，又自主创业将科技成果转化，还在大学做兼职教授难能可贵的一点。

在这个生命科技日新月异，人类健康寿命不断延长的今天，谨向大家推荐此书，并希望能有更多的同行一起来探索健康长寿的奥秘，使更多的读者从中获益。

中国科学院院士　杨焕明

2023年1月13日于北京

前 言

我在做了7年肿瘤研究和14年人类基因组研究之后，这样的感受越来越明显：虽然我们破解人类基因的数量越来越多，治疗癌症和其他疾病的手段越来越先进，但是如果无法解决衰老的问题，我们克服这些疾病的价值将大打折扣，我们的寿命无法得到进一步的延长，在生命末端的生存质量还会下降[1]。在面对衰老，这个从人类步入文明阶段就一直向往解决的难题上，至今我们依然只能延缓其发展而无法逆转。主流科学界认为衰老是一个“自然”的过程，是从细胞到组织、器官，直至整个身体功能逐步丧失的过程，也有科学家认为衰老只是细胞的遗传信息逐步丢失的过程，只要阻止了这个过程，就能“逆转”衰老。无论如何，大部分夺走生命的疾病，比如糖尿病、心血管疾病、癌症等与衰老直接相关，或者衰老本身就是这些疾病的诱因。只有突破衰老的限制，我们才能真正突破寿命的极限。而了解更多的衰老知识，可以帮助我们推迟疾病的发生，延长健康寿命。

衰老是否跟死亡一样是人类必然面对的事情？在大部分人的认知中，这二者是自然关联在一起的。生老病死不可避免，但是现在很多科学家认为，衰老并不是人类必须面对的。他们认为人类在不断地“进化”，或许“演化”更准确，但我还是选择用“进化”，因为获得更长的寿命，算是一种进步。人类正在进化出更长的寿命。在自然选择面前，为了让基因延续，人类只有两个选择：一是让个体获得更长的寿命，二是生育更多的后代，二者不可兼得。过去几十年越来越多的证据显示，人类的生殖能力在退化，寿命在延长，并且还在不断地通过各种技术克服不利环境或者不良生活条件对寿命的影响。这一切都会让人类活得更久，同时也会看起来比祖辈更年轻。

我是从35岁时开始关注衰老的，因为那一年我发现自己的皮肤上会时不时出现一些红色的小点，之后它们逐步变大变黑，形成黑色素沉积。以前我从来没有看到过这种现象，后来发现这种红点越来越多，经过查阅文献我才知道这是樱桃状血管瘤，是皮肤衰老、代谢色素能力降低的结果。一段时间后，我的父亲在经历了一年多食管癌的折磨后去世，虽然我的专业是肿瘤基因组，但是面对父亲这种没有任何用药方案的基因突变，而且分化程度很低的癌症，我依然束手无策。我的父亲和祖父都死于食管癌，虽然食管癌没有明显的遗传倾向，但是有区域和家庭聚集性，所以我也有更高的风险会得食管癌。父亲和祖父从发现患病到去世间隔的时间差不多，都是一年多。虽然父亲进行了比较系统的放疗和化疗，但效果不佳，最后去世时的状态也跟祖父十分相似。他们的发病年龄相差了十岁，这让我思考是什么原因造成了这种差别？我会不会更早发病？虽然不能完全排除遗传因素，但是我认真比较了父亲和祖父在生活上的异同，由此发现父亲有一些不良的生活习惯，这可能是他比祖父更早患病的原因。

我日常有搜集整理科技进展的习惯，这几年收集了衰老相关的大部分科技进展资料。通过这些资料，我发现最近十几年关于衰老和抗衰老的研究，不论是从数量上还是质量上，增长速度都快得惊人，作为一名科技工作者，我敏锐地察觉到：这个领域正在迎来新的突破。而更不为大部分人所知的是，通过科学的饮食、生活方式的改变以及情绪控制，就能很好地达到抗衰老的目的，也可能延长我们的健康寿命。同时，我阅读了几本非常畅销的关于长寿的书籍，比如大卫・辛克莱尔（David Sinclair）的《长寿》、伊丽莎白・布莱克本（Elizabeth Blackburn）的《端粒效应》、罗杰・麦克唐纳（Roger McDonald）的《衰老生物学》等，这些书籍从研究者的角度，对衰老的原理进行了描述，但各自侧重点不同，受众也有所不同。本书部分内容引用了王钊教授和范丽翻译的《衰老生物学》，在此特别鸣谢。

因为我是学基因组学的，所以我的亲戚和朋友经常询问我一些关于抗衰老的问题。只要我知道，我一般都会欣然回答，但是有时还是考虑得不够周全，给出的建议也不一定适用于每个人。在经过认真思考之后，我觉得有必要对衰老的生物学原理、目前衰老和抗衰老的研究以及关于抗衰老的新技术进行总结。于是我开始了这本书的写作准备工作。希望能让读到这本书的人了解更多关于衰老和抗衰老的知识，让新的科学进展和方法指导我们的健康生活，并延长健康寿命。

本书的主要内容包括：衰老引起的身体变化、衰老的十二大标志、衰老的遗传和目前比较明确的抗衰老方法。衰老引起的身体变化，比如皱纹、白发等容易被关注到，但器官的衰老往往容易被我们忽视。组成不同器官的细胞类型不同，衰老的特征和速度差异很大，需要特别关注，以免被某一个器官过快的衰老速度拖累整个身体的健康。衰老的十二大标志是衰老的基本理论，我们可以通过这部分了解各种抗衰老方法的基本原理，同时纠正一些被误导的认知。在衰老的遗传方面，由于近些年基因组研究技术的发展，发现了许多与寿命相关的遗传基因位点，我把这部分的重点放在了如何对待遗传的衰老特征以及如何理解衰老的遗传上，这可能是读者比较关注的。抗衰老方法主要从饮食、运动、睡眠、情绪管理、冥想、环境这几个关键点出发进行详细讲解。关于使用保健品或者药物抗衰老的部分，并没有过多地进行介绍，因为目前还没有任何一种经过人类临床试验被证实可以抗衰老的保健品或者药物，虽然不能说这些物质没用，但我希望通过本书可以让大家了解这些物质抗衰老的原理以及目前的进展，以便读者进行区分。

很多科学家做出预测，未来20年，人类会相继攻克影响人类健康的几大疾病，比如癌症、糖尿病和心血管疾病，个体化地进行治疗和管理，让这些疾病不再影响我们的寿命；未来50年，人类将克服细胞、组织器官和整个机体衰老的问题，甚至逆转衰老，人类的寿命将达到甚至超越我们目前预测的寿命极限，步入“长寿时代”。

在此之前，如果我们想赶上长寿时代的早班车，那么必须得保证自己活好未来的50年。因此，我们有必要了解衰老和抗衰老的研究进展，以此更好地保养身体，延缓衰老的进程，获得更长的健康寿命。

目　录

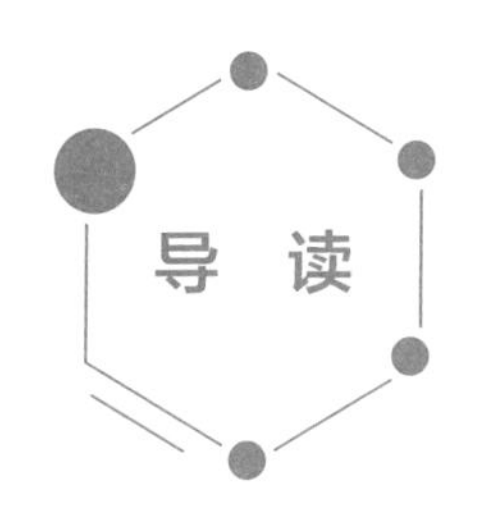

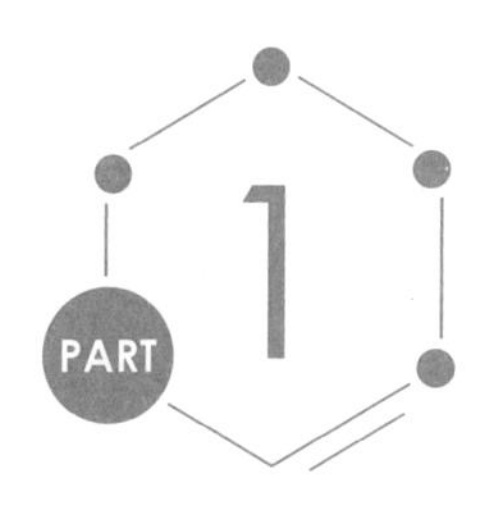

衰老引起的身体变革，我们能感受到

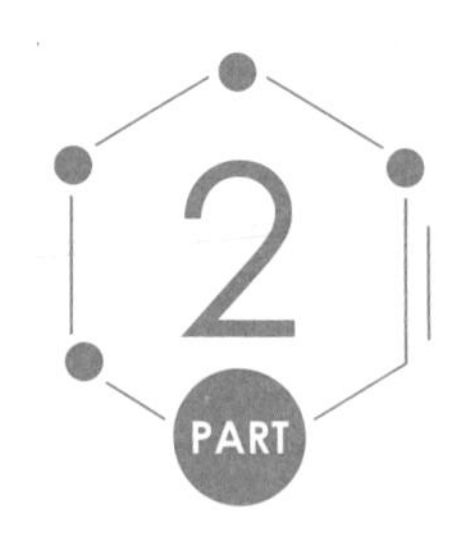

深入细胞的衰老十二大标志

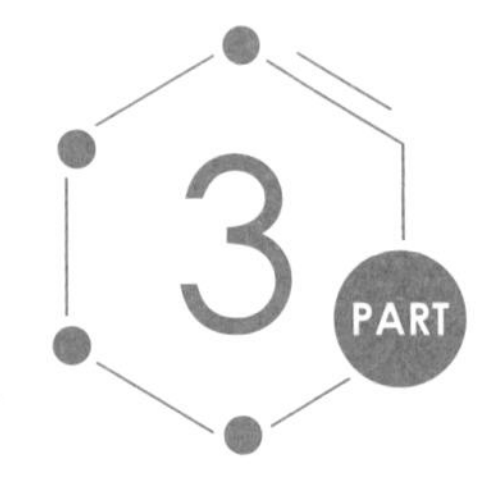

万象之源——基因与遗传

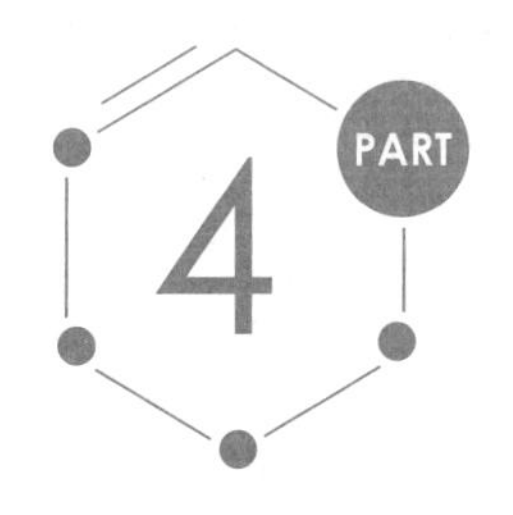

对抗衰老，打造长寿体质

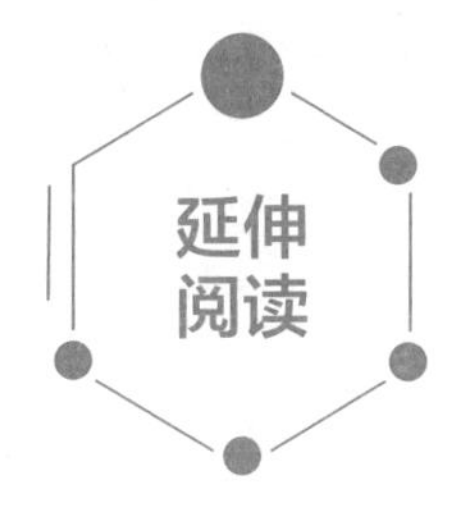

走在抗衰老的科学前沿

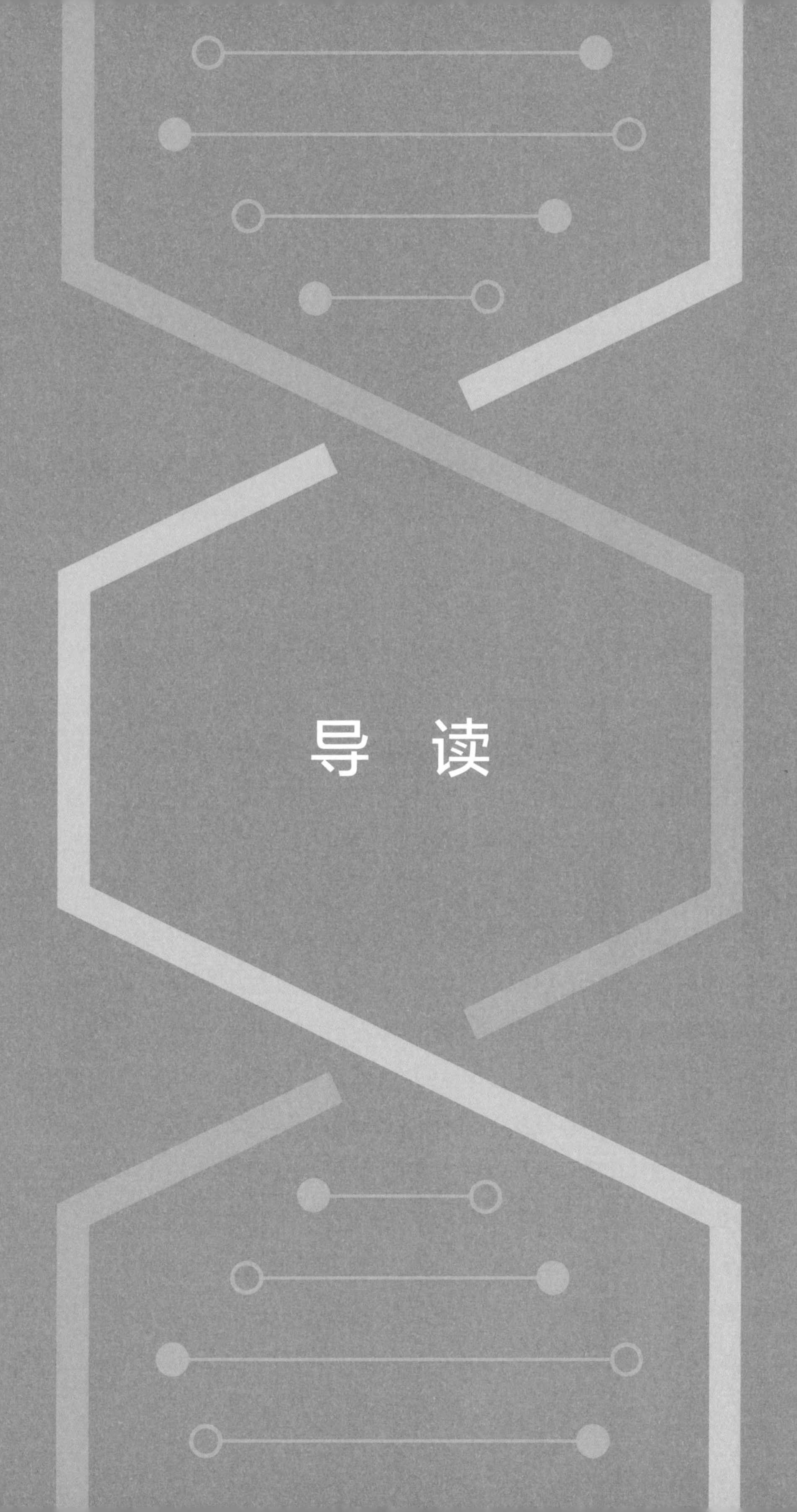

导读

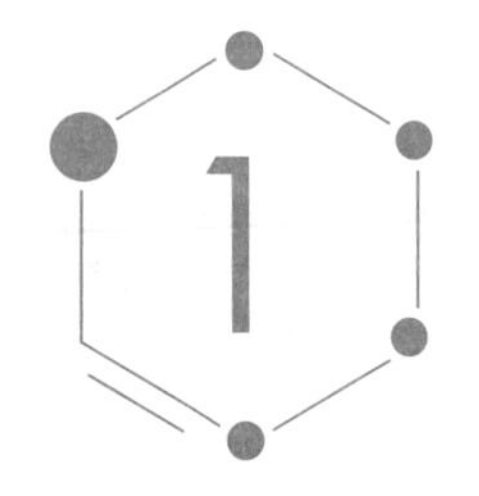

衰老的定义

衰老在大部分情况下被定义为随着时间的推移而产生的身体功能的逐渐丧失。以前，衰老被认为是一个自然的过程，是生命周期的一部分。但是现在在科学界流行一种观点，那就是衰老其实是一种疾病，并不是生命过程中一定会出现的状态。还有观点认为衰老是遗传信息丢失的过程，从发育生物学的角度来看，人类的受精卵从一个细胞分裂成16个细胞之前，每个细胞都能发育成为一个完整的个体，这些细胞被称为全能干细胞，此时理论上这些细胞没有发生衰老；在分裂成16个细胞之后，细胞由全能干细胞分化为多能干细胞，此时细胞开始丢失一些遗传信息，导致其相应的细胞功能消失，进入“衰老”的过程。也有学说认为，如果一个动物明天的死亡概率比今天更大，它就是在衰老。

而对于人类而言，我们理解的衰老，大多是从性成熟期后开始，对大多数人来讲是20～25岁以后，人从精力和体力最好的阶段进入衰退期，虽然在30岁之前，这种衰退不易察觉，但是整个机体功能上的衰老已经开始。

人类的衰老究竟是一个缓慢匀速的过程，还是在某些年龄段进入加速再加速的过程？关于这个问题有多个不同角度的研究，有一项针对4000多名从青年人到老年人的血液蛋白质指标的研究发现[2]，大部分人的身体在35岁、60岁和80岁发生了明显改变，虽然我们还无法明确在这三个时期具体发生了什么，但是看起来人类的衰老并不是匀速的，而是在某些年龄段有加速的倾向。

衰老与许多疾病密切相关，有时也是这些疾病发病的高危因素，比如癌症、糖尿病、心血管疾病、神经退行性疾病、关节炎等，所以要预防这些疾病，首先要了解衰老。不管我们怎么定义衰老，可以肯定的是，这个定义会影响我们干预衰老的方式。

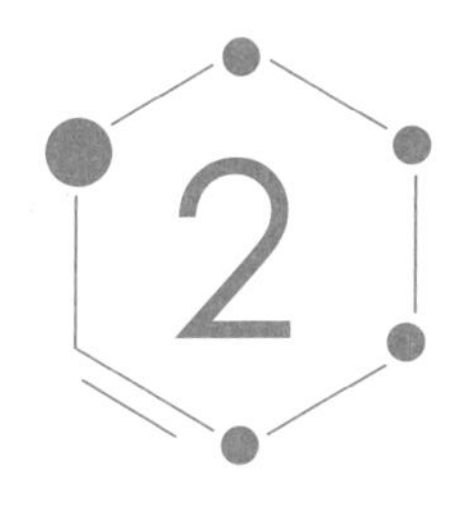

人类寿命的上限

生命科学里用“寿限”（Life Span）这个概念，来代表每个物种的自然的最长寿命，一般生物体不会超过该物种的寿限。昆虫的寿限很短，一般不会超过1年。科学研究里常使用的小鼠，寿限大约为2年，一般不超过3年。寿限最长的脊椎动物大概是格陵兰睡鲨，它是世界上最大的鲨鱼之一，以其行动缓慢著称，格陵兰睡鲨的生长速度非常慢，每年大约只有1厘米，它一生可以活400年之久，到150多岁的时候才开始具备繁育能力[3]。树界中的“长寿之星”——狐尾松，据记载有一棵的树龄超过了5000岁，科学家们发现狐尾松的新生细胞和衰老细胞之间，几乎观察不到明显的差别[4]，这可能是狐尾松的长寿秘诀。

一般来说，由于寿命受到环境、疾病、营养等诸多因素影响，个体很难达到该物种的寿限。在抗生素发明之前，人类的平均寿命只有三四十岁，因为在达到更大年龄之前，许多人就因感染而失去生命，这就是为什么寿限和实际寿命往往存在较大差别的原因。

关于人类的寿限应该是多少，一直是科学家们热衷于研究的问题。目前主流的3种理论包括成熟期理论、海弗里克极限理论以及人体生物动态指标。

成熟期理论	指生物的寿限一般是成熟期的倍数。哺乳动物的寿限是5～7个成熟期，而人类的成熟期是20～25岁，所以按此计算，人类的寿限为175岁。
海弗里克极限理论	指人类细胞只能分裂50次左右，一旦达到这个极限，细胞就会停止分裂而死亡。人类细胞大约每2.4年分裂一次，按此计算人类的寿限是120岁。若将细胞分裂的范围扩大到60次，那么人类的寿限就是144岁。
人体生物动态指标（DOSI）	指根据监控人体不同年龄组之间从损伤中恢复的时间推测寿限，年轻人从损伤中恢复的时间较短，而老年人则需要更长的时间恢复，当恢复的时间长到无法“抵消”损伤的频次，人就会因为损伤累积而死亡。通过这个模型推测人类的寿限为150岁。

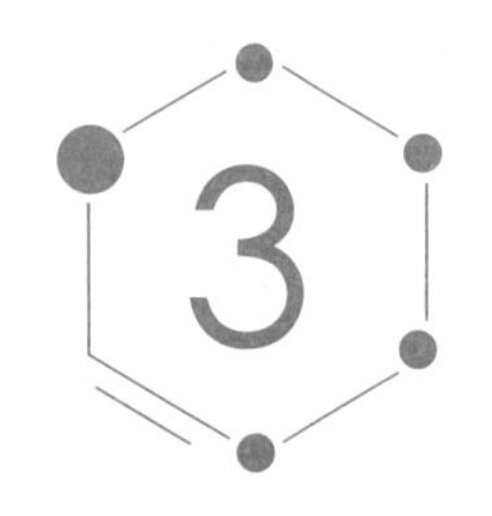

健康寿命和预期寿命

健康寿命（Health Span）是指身体处于良好的健康状况，没有患严重疾病或者慢性疾病达到的寿命。其实我们抗衰老的目标，是在延长健康寿命的同时，缩短健康寿命和最终死亡年龄之间的间隔时间，也就是：活得久，死得快。

预期寿命一般是指人口平均预期寿命（Life Expectancy），它以当前分年龄死亡率为基础，计算同一时期出生的人预期能继续生存的平均年数。但实际上死亡率是不断变化的，所以人口平均预期寿命是一个假定的指标。

这个概念之所以重要，是因为随着科技的发展和生活水平的提高，预期寿命在不断增加，而总有一天预期寿命会达到人类的寿限。

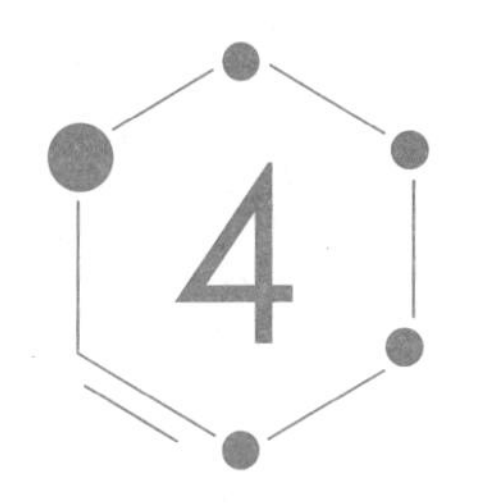

4 如何打赢这场关于衰老的反击战

抗衰老就是逆转或者延缓衰老的过程。虽然从目前的科技水平看，逆转还比较远，但是有些延缓衰老的方法已经被科学证明有效。衰老的过程其实是非常个体化的，那么在了解自己衰老的前提下，选择适合自己的抗衰老方法，就是我们打赢这场衰老反击战的必然选择。

PART 1

衰老引起的身体变革，我们能感受到

> 白发催年老，青阳逼岁除。”
>
> ——〔唐〕孟浩然《岁暮归南山》

组织和器官的衰老，是我们最能直接感受到的衰老特征，当某个特定的组织或者器官的衰老速度过快时，可能会给我们带来困惑，比如白发、皱纹、记忆力衰退、眼睛老花和女性绝经等。

组织和器官的衰老一般可以从两个角度去理解：组成组织和器官的**细胞数量的减少和细胞功能的下降**。实际上，由于环境的影响，即使是组成同一个组织或者器官的同类细胞，其衰老速度也并不是完全同步的，更何况有些器官是由多种类型的细胞构成的。这就给我们理解不同组织和器官抗衰老的不同方法以及抗衰老的“优先级”，提供了理论依据。

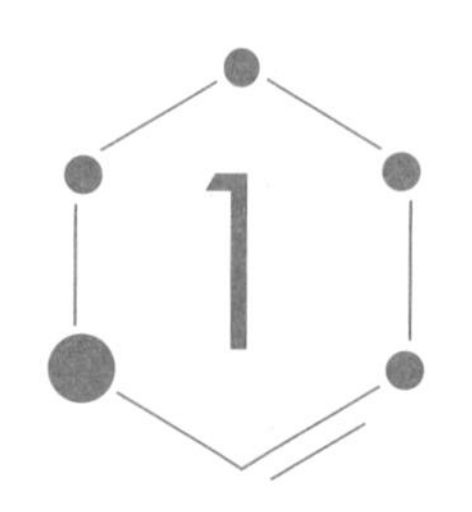

衰老前后的身体成分有何不同

有很多关于身体组成成分的研究，特别是进行化学成分研究的科学家，通过计算得出构成人体的化学成分的总价值在2000元人民币以内，这常常使我们感到惊讶。虽然这个价值远不能代表生命的价值，但是当我们讨论身体随时间发生何种变化这一话题时，首先应该讨论的就是身体成分随时间的变化。**身体成分的变化一般指体内水分、蛋白质、脂肪和骨骼为主的四大基本组成成分之**

间的数量和比例关系的变化。虽然我们身体的组成成分受遗传、环境、饮食习惯和生活方式的影响，但这四大基本组成成分的含量在整个生命周期中其实是有规律地在不断变化的。

按照生长周期来讲，人从出生到青春期，身体的主要任务是发育和成长，这一时期蛋白质累积的速度和质量达到了一生中的最高水平。在青春期之前，人体的组成成分没有显著的性别差异，因此医学机构基本上可以通过测量身高和体重来推测儿童年龄。但随着青春期的到来，性别差异逐渐变得明显，男性拥有更多的肌肉，而女性则会囤积更多的脂肪，骨骼也会随着增长的身高不断发育。当年龄达到25岁左右，我们的身体组成就进入了一个相对稳定的状态，这时骨骼、肌肉和内脏组织开始进入缓慢的消退期。

人在出生时水分占整个身体重量的80%，而到65岁时，水分的占比下降，男性为65%，女性为45%~50%[5]。而脂肪在整个生命周期中会随着摄入的热量及其存储状态、运动等变化，但是整体上属于脂肪逐步增加的过程。

一般来说，成人体内以脂肪形式储存的能量大约可供人消耗40天，而以葡萄糖形式储存的能量仅能供人消耗1天。因此，当我们测量能量状态时，实际上是在测量脂肪储存量的动态变化。

- 能量正平衡（能量摄入大于消耗）会导致体内脂肪储存增多，体重增加。
- 能量负平衡（能量消耗大于摄入）会导致体内脂肪储存减少，体重减轻。
- 当摄入和消耗的能量相同时，就达到了能量平衡，体重不会发生变化。

能量平衡的微小变化经过长期的累积会对体重产生较大影响。

举个例子

一位能量平衡的女性如果每天多喝一杯奶茶将如何影响她的体重	一杯500毫升奶茶的热量大约为260千卡，如果这位女性每天喝一杯奶茶，并保持相同的饮食和生活习惯，她的能量平衡将转变为正平衡，这样持续100天，她的体重将会增加约2.8千克，1年后增重约10.2千克（1千克的体脂所含热量约为9293千卡）。

从这个例子可以看出，即使是每天微小的热量摄入变化，时间长了也会对体重产生明显影响。同理，微小的能量消耗变化则会引起相反的结果：如果每天运动多消耗260千卡的能量，比如慢跑约半小时或散步约1小时，就能够使能量平衡转变为负平衡，开始消耗体脂。

现在人们通常用身体质量指数（BMI）[1]来衡量人体的胖瘦程度。通常身高在人体发育成熟之后就趋于稳定，所以BMI值就成为了一个比体重本身更个性化的反映身体脂肪的指标。

- BMI值在18.5～24是正常范围。
- BMI值低于18.5，通常为体重过轻。
- BMI值在24～28之间，考虑存在超重的情况。
- BMI值超过28，则为肥胖。

对老年人而言，临终期体重过度减少会导致死亡率的增加。虽然体重在生命中的大部分时间都在增加，但终会开始下降。临终时为什么体重会减轻的机制目前尚不明确。现实是，在生命末期，人体的脂肪和肌肉量都在持续下降，

1 身体质量指数（BMI）= 体重（千克）÷身高的平方（$米^2$）

这可能是由老年衰弱综合征引起的，包括身体功能受损、营养不良、抑郁和认知障碍等，这些往往意味着生命正在走向终结。

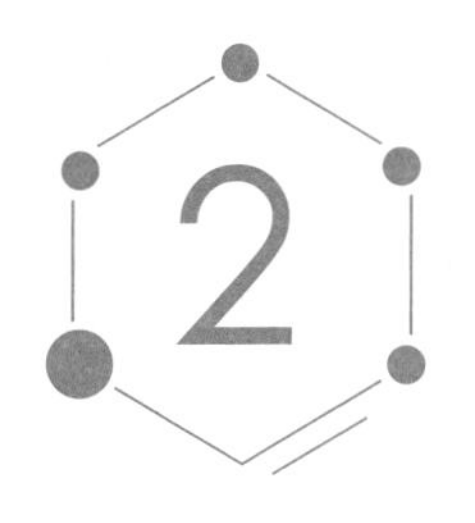

基础代谢率会断崖式下降吗

基础代谢（BM）是指人在清醒、安静、空腹的状态下维持生命活动所需的最低能量。说得通俗一点，就是为了保证我们“不死”而必须进行的能量消耗，这些能量消耗用于维持呼吸、心跳、体温和其他脏器的基本活动。基础代谢率（BMR）则是指单位时间内的基础代谢，每天基础代谢的能量消耗（BEE）可以通过以下公式进行计算。

成年男性BEE（千卡/天）= 66.5 + 13.8 × 体重（千克）+ 5.0 × 身高（厘米）− 6.8 × 年龄（岁）

成年女性BEE（千卡/天）= 665.1 + 9.6 × 体重（千克）+ 1.8 × 身高（厘米）− 4.7 × 年龄（岁）

在跨物种的寿命研究中，科学家们发现基础代谢率越高的动物，寿命越短。在不同物种间进行心率的对比时发现，心率越快的动物，比如小鼠，其寿命较短，而大象等动物的心率慢，寿命较长。心率一定程度上代表了基础代谢率[6]。以前的知识一直告诉我们，人的基础代谢率进入成年期之后会是一个持续缓慢下降的过程。但最新一项研究指出，这种说法是不准确的，人的一生中会有几个关键的基础代谢率快速变化的时期[7]。

9~15月龄婴儿的基础代谢率是最高的，是成人的1倍。原因可能是由于在此时期，婴儿大脑快速发育，大脑消耗的能量占总能量的15%～20%。

经过这段时期后，基础代谢率将以每年3%的速度下降，直至20多岁便稳定下来。青春期的基础代谢率并没有明显改变，20～60岁这段时间的能量消耗是非常稳定的。到60岁后基础代谢率开始以每年0.7%的速度缓慢下降。随着年龄增长，肌肉量的流失，消耗的能量逐渐变少，基础代谢率下降变得不可逆转。

如何才能保持或提高基础代谢率

提高肌肉含量

研究发现，瘦体重占比越高，基础代谢率就越高。瘦体重是指去脂体重。所以通俗一点讲，就是肌肉含量越高，基础代谢率就越高[6]。肌肉消耗的热量是相同重量脂肪的3倍，所以适当进行力量训练可以提高肌肉含量和基础代谢率。如果每天能坚持运动30分钟以上，对于健康管理是十分有益的。

饮食管理

饮食管理也很重要，但千万不要过度节食。我们的身体拥有自我保护机制，过度节食会降低基础代谢率。节食者的基础代谢率往往较低，只要稍微放纵下，立马胖两斤，这不仅不利于身材管理，反而会对身体造成伤害。

除此之外，避免久坐、作息规律、放松心情，都是保持基础代谢率的健康生活方式。

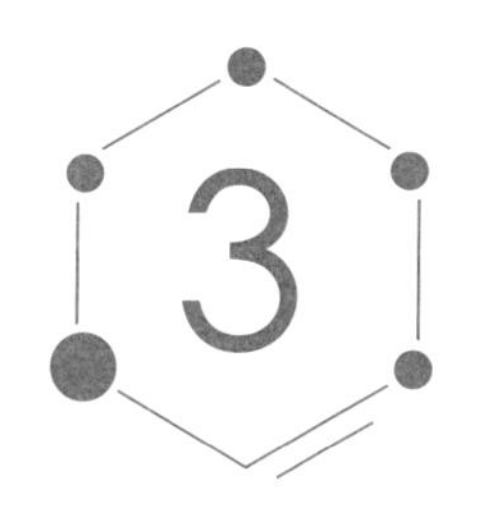

皮肤，衰老最初的“受害者”

皮肤是人体最大的器官，同外界环境直接接触，具有保护、排泄、调节体温和感受外界刺激等作用。此外，皮肤也与免疫息息相关。

皮肤按照结构分为表皮层、真皮层和皮下组织，表皮层在皮肤表面，又可分成角质层和生发层，已经角质化的细胞组成角质层，脱落后就成为皮屑，生发层细胞不断分裂，补充脱落的角质层。生发层中的黑色素细胞产生的黑色素还可以防止紫外线损伤内部组织。真皮层是最主要的一层，由弹性蛋白和胶原蛋白组成的弹性纤维和胶原纤维相互交叉，富有弹性和韧性。真皮层比表皮层厚，有丰富的血管和神经。真皮层下面的皮下组织，主要包括疏松结缔组织和大量脂肪细胞。除此之外，皮肤还有毛发、汗腺、皮脂腺、指甲等附属器官。

皱纹是衰老最直观的表现之一，皱纹形成的原因主要有这三个方面：真皮层新产生的皮肤细胞数量减少、皮肤细胞的正常功能发生改变以及皮下脂肪减少。由衰老引起的皮肤细胞数量的减少最终会导致皮肤从表皮层开始变薄。我们经常能看到古稀老人的皮肤越来越接近透明，就是这个原因。而细胞数量的减少是由端粒缩短引起的细胞分裂变慢所致。端粒是什么?在这里先留个悬念，下章会重点介绍。因此，随着皮肤细胞数量的减少，胶原蛋白和弹性蛋白的产生减少，皮肤逐渐失去弹性和韧性。

皮肤细胞主要包括角朊细胞、黑色素细胞、成纤维细胞、角化细胞等。在衰老的过程中，这些细胞的正常功能发生了变化。黑色素细胞P16基因表达量随着年龄的增长而增加，使其分泌黑色素的能力降低；衰老的成纤维细胞会分泌更多的细胞外囊泡，削弱对角质形成细胞分化和屏障功能的调节；这些衰老的皮肤细胞抑制了巨噬细胞的吞噬功能，从而使衰老细胞在皮肤中逐渐累积，导致皮肤老化。

皮肤表面随年龄增长而变得凹凸不平最重要的原因在于皮下脂肪的减少[8]。20～40岁的人身体脂肪储存相对均匀，但过了60岁，皮下脂肪往往会更多地储存在腹部（男性）、胯部（女性）和臀部（男性和女性），而脸部、手臂和腿部的皮下脂肪会减少（原因尚不明确）。随着年龄的增长，这些部位的皮下脂肪减少并被失去弹性的真皮层所覆盖，从而导致皮肤变得不平滑，形成皱纹。

3.1 皮肤老化的主要外界因素——光老化

空气污染、吸烟和过量饮酒等外界因素都会对皮肤造成很大损伤。其实，年龄相关的以及外界因素导致的皮肤损伤，超过90%是由日晒所致[9]。

光老化，是指长时间紫外线照射造成的皮肤损伤，主要发生在真皮层。紫外线可以造成真皮层异常弹性组织的累积、弹性纤维的受损和胶原蛋白交联的增加，使真皮层的细胞周围形成功能失调的细胞外基质，导致皮肤的弹性丧失、皱纹形成以及毛细血管扩张（皮肤表面显现微小血管的扩张）。

同时，长时间的日晒会破坏黑色素细胞。黑色素细胞在正常情况下可以产生皮肤保护性色素——黑色素，是自然防晒最重要的手段。从衰老的角度看，深色皮肤比浅色皮肤老化速度慢。而长时间日晒引起的黑色素细胞破坏会增加遗传易感人群患黑色素瘤的风险，而白种人拥有更多的易感基因，也更容易患黑色素瘤。

对光老化的研究仍在持续着。不少研究表明紫外线引起的活性氧自由基（ROS）[1]在光老化中可能起着重要作用，ROS对免疫系统的持续重复“破坏”会加速皮肤的老化。

---

1 活性氧自由基（ROS）：是生物有氧代谢过程中的副产品，包括氧离子、过氧化物和含氧自由基等。这些粒子相当微小，由于存在未配对的自由电子，具有很强的化学反应活性。过高的ROS水平会对细胞和基因结构造成损坏。ROS在细胞信号传导和保持机体恒常性上有重要作用。

3.2 如何避免光老化

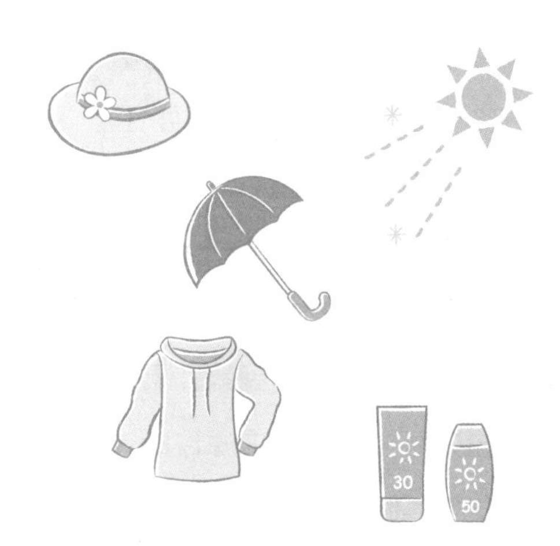

光老化是完全可以预防的，就是避免在阳光下长时间曝晒。如果无法避免，可以使用防晒霜、防晒伞、防晒帽、防晒服等以减少光老化的影响并降低患皮肤癌的风险。

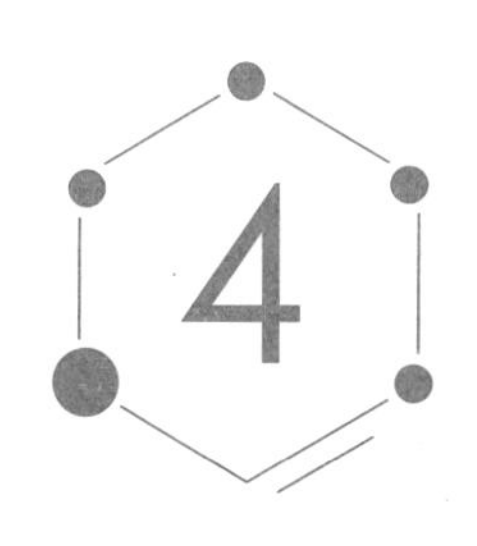

肌肉流失，论“存肌肉”的重要性

骨骼肌，也就是我们俗称的肌肉，其主要功能是运动和保持身体稳定。因此，骨骼肌的质量和力量的改变会对一个人的灵巧度、运动能力和平衡能力产生重大影响。

老年性肌肉萎缩通常是用来描述老年人的肌肉流失，但**实际上肌肉的流失从性成熟后就开始了**，主要表现为两个方面，一方面是肌细胞数量的减少，另一方面是肌细胞体积的减小。

你以为年龄是肌肉流失的主要因素？其实，**“不用肌肉”才是主要危险因素**。一项研究表明，久坐男性的肌肉质量每10年下降8%，而且30~80岁的所有久坐个体的肌肉力量比同龄其他个体要低30%～50%。在40岁以后还持续锻炼的人，肌肉量每10年仅下降2%[10]。**对经常锻炼的人来说，老年性肌肉萎缩**

或许会晚些到来。老年病科的医生们有句口头禅："存黄金不如存肌肉"。这也从一个侧面证明了锻炼的重要性。

生活方式的选择，比如选择锻炼或不锻炼，久坐或不久坐，决定了早期老年性肌肉萎缩的发生率。但是即使是身体健康的人，衰老也将突破某个"拐点"而悄然开始。也就是说，生理衰老过程终将取代生活方式的选择，成为影响老年性肌肉萎缩的主导因素。但是这个"拐点"在什么年龄发生，发展到什么程度，是外源性的还是内源性的，目前仍未研究清楚。从各种研究的数据看，肌肉流失与其他老年性生理衰退类似，是因人而异的。

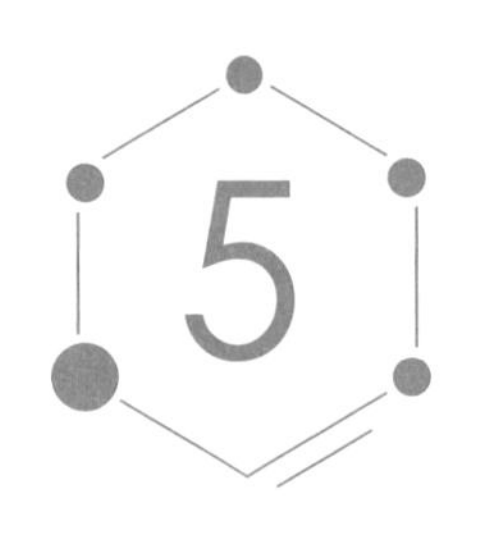

对世界的大部分感觉变得模糊

5.1 听力下降

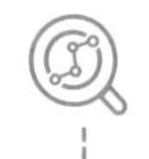

世界卫生组织（WHO）报告显示

全球65岁以上人群中有三分之一存在听力下降，80~85岁的人群听力下降比例高达80%。

听力下降是衰老过程中的一个显著现象。与年龄相关的听力损失主要是渐进性的高频听力丧失[11]，常见于双耳。老年性听力损失是渐进的，而且许多因素都会导致听力损失，比如长期曝露在噪声中，因此很难区分年龄相关性听力损失和其他原因引起的听力损失。多数专家认为造成老年听力下降的主要原因是内耳里毛细胞和（或）静纤毛的丢失。静纤毛数量的减少，降低了神经递质释放的速率，从而导致听觉系统探测声音大小和音调高低的能力减弱。其他变化还包括听觉通路上神经元的丢失、毛细血管壁增厚造成的血流速度降低以及胶原蛋白交联导致的鼓膜和内耳骨运动能力衰退等。一项研究认为，累积的氧化应激（OS）[1]会导致线粒体DNA突变或缺失、线粒体功能下降，诱导耳蜗细胞凋亡，从而引起老年听力下降甚至丧失[12]。

听力本身在整个衰老的过程中呈现较强的遗传特征，在遗传和环境影响下有高度个体化趋势。但是就整体而言，老龄的听力衰退是明确的。随着科学技术的不断发展，现在已经有很多方法能够弥补和改善这些功能丧失，比如使用助听器，所以听力衰退对生活的影响相较以前已经不太严重。

5.2 老视

有人从40岁开始就会发现眼睛在看近物时会越来越模糊，而看远物时则会比年轻时更清楚。这种聚焦能力的变化称为老视，也就是俗话说的“老花”。

老视通常在40岁之后开始，此时晶状体回弹及其重塑成球形的能力开始逐步丧失，折射力渐渐变弱，不足以聚焦到近距离物体。导致老视的原因有以下三种可能：一是，晶状体内的细胞属于终末分化细胞，终末分化会使晶状体内的细胞器丢失，而这些细胞无法被替换或修复，从而导致晶状体弹性的丧失。二是，随着年龄的增加，晶状体中的胶原蛋白变硬，导致晶状体在需要聚焦近

1 氧化应激（OS）：指体内氧化与抗氧化作用失衡的一种状态（倾向于氧化），导致中性粒细胞炎性浸润、蛋白酶分泌增加、产生大量氧化中间产物。氧化应激是活性氧自由基在体内产生的一种负面作用，被认为是导致衰老和疾病的重要因素之一。

处的物体时不能收缩重塑为球形。三是，睫状体平滑肌数量减少，导致其收缩力减弱，进而降低了折射力。

目前，改善老视的主要方式是佩戴老花镜，同时也要注意用眼卫生，特别是避免过度使用电子产品。

除了老视之外，黄斑变性、白内障、青光眼、干眼症等，都是老年相关的眼部病变，这些疾病大部分可以通过医学干预得到改善，并且可以通过饮食、生活习惯等方式延缓其发生[13]。

5.3 颠覆你认知的味觉和嗅觉的变化

味觉和嗅觉在我们每天追寻美食之旅上功不可没。回想一下，当你感冒的时候，眼前的食物是不是变得缺乏吸引力？

味道的感觉器官——味蕾，主要集中在舌头上，也有少部分存在于上腭，人类的舌头上有2000～8000个味蕾。味蕾可以探测出5种味道：酸、甜、苦、咸和鲜，这是不是和你熟悉的“酸甜苦辣咸”不太一样？其实，辣不属于味觉，而是痛觉和热觉的混合体。

味蕾的工作分为两类

- 一类是通过离子通道探测咸味和酸味所对应的离子浓度的变化以对味道做出反应。
- 另一类则是通过刺激甜、苦以及鲜味的特异性受体向大脑发出味道类型的信号。

嗅觉比味觉强大很多，在鼻腔上方仅1.5平方厘米的黏膜上就分布了大约1000万个，至少384种不同的嗅觉细胞，并且嗅觉细胞上有超过1000种不同的嗅觉受体[14]，用于识别不同种类的气味分子。

人类很难分清味觉和嗅觉，我们所感受到的食物的味道，其实80%是由嗅觉引起的。我们将能激发嗅觉的化学物质称为嗅质，呼吸时嗅质和空气一起进入鼻腔，通过上皮黏膜的吸收，扩散到嗅细胞的纤毛上。在纤毛上的嗅觉受体与对应的嗅质结合会产生第二信使物质，在体内发生一系列生物化学反应最终作用于嗅觉中枢，从而引发嗅觉。

我们常常有这样的印象，那就是味觉和嗅觉会随着年龄的增长而衰退。然而近年来更多的研究显示，**味觉和嗅觉随年龄增长而发生的改变并没有我们印象中的那么大**。一些研究排除了疾病、生活方式、行为习惯（比如抽烟、口腔和鼻腔卫生、慢性病等）对味觉和嗅觉造成的改变后，发现很难再明确衰老本身对味觉和嗅觉造成的影响[15]。一项实验证明，嗅球因衰老受到的损伤并没有影响其神经元的功能，味觉细胞的数量和功能也存在某种形式的补偿机制[16]。

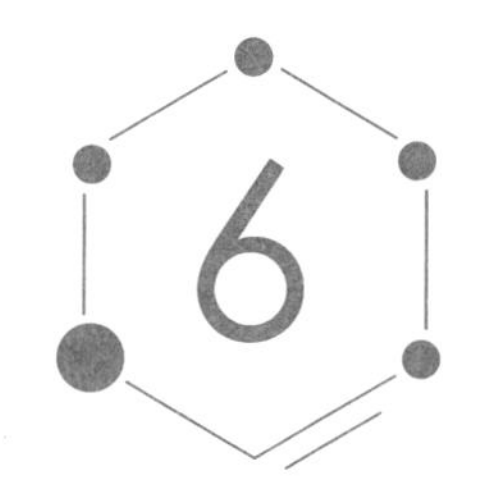

大脑老化，记忆倒退

大脑老化的定义是大脑神经生理功能逐渐下降、适应性神经可塑性受损、神经元稳态失调、神经炎症以及大脑相关分子和细胞器氧化修饰缺陷。

大部分研究发现，在25岁时，大脑发育达到顶峰；在30岁之后，大脑开始逐渐老化；40岁以后，大脑体积每10年下降5%左右，而实际下降速度可能会随着年龄的增长而加快；在60岁时，大脑可能会快速老化，表现出记忆力、注意力减退。

成人大脑重量在1.3～1.5千克。虽然大脑一直被定义为一个器官，其实它是由几百种不同的神经结构和神经中心组成的，大约有1万亿个神经元。大脑结构和功能的复杂性，也让大脑老化的影响变得十分复杂。

大脑的生理老化与影响脑内稳态的一系列问题有关，包括氧化应激加剧、能量供给不足、促炎物质水平增加、免疫激活水平降低、自噬失调、线粒体功能障碍、脑内主要免疫细胞功能发生改变、胶质系统（负责代谢废物的收集）的变化、血管老化及动脉硬化等。但是，衰老的大脑依然具有强大的适应性，可以缓解与年龄相关的结构和功能衰退。事实上，关于大脑老化的流行病学研究早在1889年就在剑桥大学发表，对900名高龄老人进行研究得出的结论是：**大脑比许多其他生理系统都维持得更好，这让高龄老人依然能保持敏锐的思维成为可能。**

与其他器官和系统的老化一样，大脑老化本身并不被视为一种疾病，但它是脑血管疾病（比如脑卒中）和神经退行性疾病（比如阿尔茨海默病和帕金森病）的主要风险因素，而这些疾病的发病率和死亡率在老年人群中非常高。

大脑被普遍认为存在性别差异[17]，那么大脑的老化是否存在性别差异呢？值得注意的是，性别是一些年龄相关疾病的易感预测因素之一。例如，根据《中国阿尔茨海默病报告2022》，女性在阿尔茨海默病上的标化患病率和死亡率均高于男性。

而生活方式的改变，比如运动、健康饮食和限制热量摄入等，都有助于延缓大脑老化。

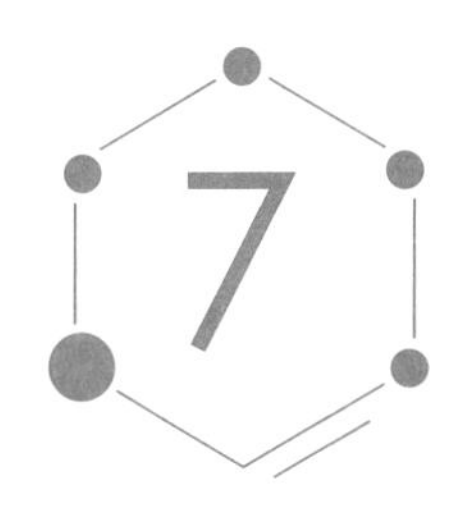

八仙过海，一个也不能少

7.1 消化系统

消化系统由消化道和消化腺两个部分组成。消化道是指人体进食食物一直到排出体外的管道，主要包括口腔、咽、食管、胃、小肠和大肠。其中小肠又可以分为十二指肠、空肠和回肠，而大肠可以分为盲肠、结肠、直肠等。消化腺是指分泌消化液的腺体，分为大消化腺和小消化腺。人体共有5个消化腺，包括唾液腺、胃腺、肝脏、胰腺和肠腺，其中唾液腺、肝脏和胰腺是大消化腺，胃腺和肠腺是小消化腺。

消化的目的是从食物中获得热量和营养以维持生命，排出那些无法吸收的固体物质。**事实上，能够摄取种类繁多的食物很可能是人类作为一个物种如此成功的原因之一。**我们是唯一能在地球上所有地区生存甚至繁盛的物种，并且能在不同的环境中适应不同的食物，比如生活在北极圈的因纽特人基本上只吃肉类，而东南亚很多国家都是以素食为主。这都是人类强大的消化系统的功劳。

科学研究发现，消化系统随年龄增长而发生的功能性衰退微乎其微。这好像又颠覆了大家的认知。实际上，大多数老年人的消化道变化是由疾病或者饮食习惯带来的，而非衰老本身。但衰老并不是完全不影响消化系统的功能，比如胃炎、腹泻和便秘在老年人群中发生率确实更高。然而，造成这些现象的原因是年龄的增长还是常年不良饮食习惯，目前还没有定论。这又是一个“鸡生蛋，蛋生鸡”的问题。一项研究显示，老年人和年轻人对碳水化合物、蛋白质、维生素和矿物质的吸收能力相同[18]。

下面我们跟着食物进入人体的消化系统，看看衰老对消化系统都有哪些影响。

食物进入口腔后会被牙齿切碎和研磨以便于吞咽，但随着年龄的增加，牙齿会逐个脱落，而这对消化的影响十分严重。我们常说老年人要吃软乎和易消化的食物，这其实一定程度上限制了老年人摄入食物的种类，从而可能会导致营养不良。目前，老年性牙齿脱落的主要原因仍存在争议，原因可能是年龄相关的颌骨丢失以及固定牙齿的韧带力量的降低。随着现代牙科医学的发展，大多数老年人的牙病问题已经可以被解决，只要合理就医，就不会产生较大影响。在导致老年人牙病这方面，缺少正确的健康用牙观念和牙齿护理可能是更重要的原因。

食物被咀嚼的同时，唾液腺分泌大量唾液。唾液由水、电解质、黏液、多种酶等组成，主要作用有以下三个方面：一是，湿润口腔和食物，便于说话和吞咽；二是，不断移走味蕾上的食物微粒，从而能不断尝到食物的味道；三是，唾液增加了干性食物的溶解性，使其中的芳香族化合物释放出来，以增加食物香味。唾液中有两种非常重要的酶，即溶菌酶和α-淀粉酶。溶菌酶能够杀死多种细菌，以防止细菌在口腔中的累积；α-淀粉酶启动淀粉的消化，将淀粉长链分子水解为短链分子，比如短链糊精、麦芽糖。虽然随着年龄的增长，唾液分泌量或许会减少，但唾液中酶的浓度不会改变，所以不会影响消化。但一些神经系统疾病，比如脑卒中、帕金森病和阿尔茨海默病会显著改变唾液分泌量，影响消化能力。

食物得到初步消化，被唾液浸润和混合的食团经吞咽动作通过食管进入胃部。胃的主要作用是将食物进一步消化和分解。胃的功能衰退大部分与萎缩性胃炎有关。萎缩性胃炎使胃的壁细胞和主细胞数量减少，并被纤维组织替代，导致胃液中的盐酸、蛋白酶、内因子、黏液等减少，从而引起消化问题和营养不良。萎缩性胃炎中90%与幽门螺杆菌感染有关，而老年人幽门螺杆菌感染率更高的原因究竟是免疫系统的退化还是其他原因，目前仍不明确[19]。

食物经过胃的“加工”后，到达小肠。小肠的主要作用是完成消化任务和吸收食物中的营养。衰老对小肠的影响存在一定争议。年龄的增长并没有使小肠绒毛的数量和小肠上皮细胞的更新能力发生明显改变，这让小肠的吸收功能得以保障。除了小肠本身的吸收能力外，正常的消化和吸收还依赖于小肠通过蠕动推动食糜的能力。在大部分情况下，肠道平滑肌的收缩能力随着年龄的增长确实有所降低，导致食糜在小肠内的逗留时间轻微增加。但是，这种情况一般不会造成严重便秘。**老年人的便秘更多是由不良的饮食习惯造成的，比如饮食结构单一，而不是小肠的问题。**

关于衰老对营养吸收的影响目前还有争议。传统观点认为，人体正常生长和代谢所需要的维生素及矿物质等微量营养素的吸收会随着年龄的增长而减少。但是近年来，科学家们发现转运微量营养素的特异性蛋白并不会随年龄的增长而变少，传统观点受到了挑战。

总结一下

整体上来讲，衰老对消化系统的影响相较其他系统较小。老年人消化系统的问题，大部分是不良饮食习惯和疾病引起的。因此，要注意调整饮食结构以避免营养不良。

7.2 泌尿系统

泌尿系统由肾脏、输尿管、膀胱和尿道组成。肾脏与泌尿系统中的其他器官相比，会随着年龄的增长更多地影响排尿。尿失禁大概是最让人尴尬的衰老表现。老年尿失禁主要由肌无力、影响膀胱功能的神经性疾病、肾脏产生过量尿液引起。

肾脏的功能主要包括清除血液中的代谢废物、维持血液酸碱平衡以及电解质平衡。肾脏中的肾小球就像一个过滤器，可以清除血液中的代谢废物，使血液得到净化，这对于维持人体血液pH值7.35～7.45的酸碱平衡至关重要，平衡一旦被打破，细胞的正常代谢将受到影响。同时，钠、钾、钙、镁和磷等在整个身体的电解质平衡也要靠肾脏。除此之外，肾脏因为参与血液中水分含量调节，所以也会影响血压。肾小管分泌过程将血液中的水排到尿液中，血压降低；肾小管重吸收过程把肾小球滤液中的水转入周围毛细血管中以维持血压，这个过程很大程度上决定了尿液的颜色。

肾脏的血流量会随机体的衰老而下降，主要原因是肾血管数量的减少和血管变窄。肾血管数量减少的现象在全肾各个层面普遍发生，而肾小球受影响最大，从30岁开始，肾小球血管数量每10年减少约10%。同时，肾血管也会缠绕扭曲变得不规则，进一步降低肾小球中血液的流速。衰老的肾脏中许多动脉的变化与在其他器官上看到的很相似，比如小动脉硬化和动脉内膜增生等，但是肾脏中的血管内膜增生要比其他器官更常见。血管内膜增生不是一种真正的疾病，而是对血管壁损伤的一种生理愈合反应。当内皮细胞受损时，内皮细胞释放炎症介质，使血小板、纤维蛋白和白细胞聚集，导致血管变窄和血流减少[21-22]。

衰老造成的肾小球毛细血管数量减少会导致肾小球滤过率下降。正常人肾脏的肾小球滤过率是100～120毫升/分。而衰老的肾脏的肾小球滤过率约为正常的0～20%，这种改变会影响血液和机体的内稳态。肾小球滤过率下降的内源原因主要是肾小球的退行性硬化。一些研究认为，人到80岁时肾小球中30%～40%会因为这一原因而失去功能[23]。

总结一下

泌尿系统的衰老，主要是肾脏的衰老，而对抗肾脏的衰老，要保证足量的优质蛋白的摄入。睡前1小时不喝太多水，以降低肾脏负担。

7.3 神经系统

与身体其他系统一样，神经系统也会随着年龄的增长而发生很多变化。即使是健康的老年人，与健康年轻人相比，他们的神经元也会丢失更多，血管发生更多病变，细胞水平发生许多变化。70岁的健康老年人检查指标的“正常范围”与20岁的健康年轻人是不同的，这些都是时间带来的变化[24]。

神经系统的衰老是指随年龄增长而出现的神经系统的组织结构和功能退行性变化。由于神经细胞是终末分化细胞，不像其他组织一样可以再生，这导致因疾病、损伤、老化而死亡的神经细胞无法被替代。所以神经系统的老化比其他细胞组织的老化更明显，也更严重。

神经系统的功能包括感觉输入、整合和运动输出。输入和输出功能基本上由遍及全身的外周神经系统完成，而整合主要由脑和脊髓构成的中枢神经系统完成。在这种通讯中承担感受和信息传递作用的神经细胞也称为神经元，分为感觉神经元、运动神经元和中间神经元这三类。感觉神经元和运动神经元比较容易理解，中间神经元就是在这二者间负责连接和整合的神经元。协调神经元之间工作的是神经递质，目前已经发现有上百种神经递质。

麦克唐纳·克里奇利博士（MacDonald Critchley，1900—1997）是著名的神经学家，著有200多本书和论文，包括关于大脑顶叶、失语症和头痛的开创性著作。我们这里描述的很多关于神经衰老的特征，将基于他的研究[25]。

振动觉丧失

“振动觉”是人体感受振动的敏感性，处于触觉和痛觉之间。振动觉也许是衰老带来的最早的，也是最明显的神经系统的变化。随着年龄增长，振动觉会逐渐受损，最终完全丧失。振动觉的消失首先出现在四肢末端，比如手指和脚趾处，随后是腕部和脚踝。老年人振动觉的丧失在现代研究中得到了证实。一项荟萃分析显示，60岁及以上的老年人中大约1/3出现了脚趾的振动觉受损，不到10%出现了手指振动觉减退。因此，远端振动觉减退是最常见的衰老相关的感觉丧失。

反射消失

老年人的反射通常不敏感，甚至消失，特别是踝反射。随着时间推移，这类反射越来越难以被激发。

研究显示，到了80岁大约1/3人群的踝反射会消失，部分人群的膝反射、肱三头肌反射和肱二头肌反射也会消失。与振动觉的问题类似，踝反射的消失并不普遍，多数老年人可以保留反射功能。

小步步态

老年人最具特色的步态类型是小步步态。由于老年人灵活性下降，步幅缩短，这样的步态几乎可以被视为老年人走路的特征。但要注意异常步态往往是神经系统疾病造成的结果。

除了步态，步速也会随着年龄增长而减慢，特别是到60岁之后。

帕金森病

帕金森病是一种神经退行性疾病，是由于大脑神经元和脊髓及其髓鞘丧失所致的疾病状态，并随着时间的推移而恶化，出现功能障碍。帕金森病的主要症状包括肌肉强直、双手震颤、运动迟缓等。这些症状在大多数老年人中都以某种程度体现。

帕金森病在50岁之前发病率较低，之后逐年增长，65岁以上的发病率大概是1.7%。数据显示，老年人患帕金森病后出现的症状有显著差异，约30%会出现姿态不稳定，20%出现运动迟缓，出现静止性震颤的仅为2%。

震颤

震颤是最常见的老年神经系统过度激活的表现形式，这种震颤并不是因为受到了刺激。震颤的速度通常是100次/分，最常发生的部位包括头部、下腭、手和前臂。

总体而言，老年性震颤的发病率为0.3%～1.7%，40岁以上的发病率为5.5%，65岁以上达到10%。老年性震颤的发病年龄与帕金森病的相似，因此容易被混淆，但二者的症状有所不同，前者仅会出现单纯震颤，无肌肉强直和运动迟缓等其他帕金森病症状。这种老年性震颤的病因尚不明确，但其与认知功能障碍和死亡率的增加有关。

认知功能衰退

认知功能衰退是在衰老中可以预期到的一种过程，主要表现为记忆敏锐度减退、记忆中事件的唤起能力受损、创造力和想象力减退等。

关于在老年人认知功能衰退中什么属于正常变化、什么属于异常变化的问题一直备受关注。研究显示，衰老可以影响不同的认知领域，包括思考速度、推理、空间想象力和情景记忆能力，这些能力从25岁开始缓慢下降，而语言和算术等能力则相对保持不变。

神经系统的变化受心血管系统、骨骼系统等多个系统的影响，比如肌肉或骨骼疾病可能影响步态。除此之外，情绪、疼痛和药物也可能会影响认知能力。随着年龄增长，脑白质的改变几乎是无法避免的，其变化到底影响多大，难以进行完整且明确的评估。其实，大部分衰老引起的神经系统变化并不会引起疾病，只是在少数人身上表现为疾病，而这其中的原因还没有研究清楚。

总结一下

神经细胞无法再生，所以其老化会更明显。但是一些疾病出现的症状，特别是心脑血管疾病，会与神经系统正常衰老的表现重叠，从而增加了判断神经系统衰老程度的难度。神经系统抗衰老的思路，主要是增加其使用，同时也要避免过度紧张，运动和情绪调节是至关重要的因素。

7.4 呼吸系统

我们谈到呼吸系统时，主要的讨论对象其实是肺。肺在20~25岁发育成熟并达到其功能的顶峰，在35岁之后，肺功能逐渐下降[26]。与衰老相关的肺功能障碍包括气体交换能力降低、黏液纤毛清除能力减弱和免疫防御障碍。这些肺功能障碍是影响老年人健康的重要因素，所以了解肺衰老就显得十分重要。

肺衰老和相关功能衰退的根本是肺细胞的减少和细胞外基质的无序增加，导致肺部组织弹性受损以及气体交换能力降低[27]。由于胶原纤维无序地盘绕在肺泡管和相邻的肺泡周围，同时弹性纤维减少、胶原蛋白含量增加，导致肺泡管扩张和肺泡气腔均匀扩大。**随着年龄的增长，衰老相关的肺部弹性丧失会降低呼气速度和呼气量**，临床上常用第1秒用力呼气量（FEV1）/用力肺活量（FVC）来检查肺功能。据统计，30岁以后，FEV1每年减少约30毫升[28]，FVC和静息肺容量也会逐渐下降。随着年龄的增长，肺最重要的功能——肺泡毛细血管膜上的气体交换变得越来越弱。此外，很多老年人的呼吸特征是短促而高频，这与气道口径变窄有关，主要由呼吸肌的抗拉强度下降和因此而增加了的薄壁组织和血管的硬度所介导。虽然随着年龄的增长，肺结构和功能的这些变化都不足以引起疾病，但衰老的肺似乎更容易受环境刺激（比如病毒感染和吸烟）而“受伤”。

总结一下

呼吸系统的衰老集中体现在肺部功能的改变，肺功能的衰减从35岁就已经开始，主要是由于肺细胞减少和细胞外基质无序增加导致的组织弹性下降以及气体交换能力降低。呼吸系统的衰老可以通过肺功能检查来进行评估。

7.5 循环系统之心血管系统

心血管系统由心脏、动脉、毛细血管和静脉等组成，是一个密闭的循环管道，血液在其中流动，将氧、各种营养物质、激素等供给器官和组织，又将组织代谢的废物运送到肝肾等器官解毒或排泄，以保持机体内环境的稳态、新陈代谢的进行和维持正常的生命活动。心脏能在神经系统的控制下发生节律性收缩和舒张，保证血液沿一定方向循环流动。动脉连于心脏和毛细血管之间，将血液从心脏运至组织。毛细血管连于动脉和静脉之间，互相连接成网，是血液与组织间进行物质交换的部位。静脉连于毛细血管和心之间，收集血液流回心脏。

心血管系统会随着年龄的增长发生轻度到中度的功能性减退。在大多数情况下，这种变化并不会影响日常活动，但可能会影响活动的选择，比如高强度运动[29]。

心脏的衰老

心脏的衰老是指随着时间的推移，由于细胞和组织损伤的累积，心脏功能逐渐减弱的过程。心脏由多种类型的细胞组成，比如心肌细胞、成纤维细胞、心内膜细胞、心外膜细胞、周细胞、内皮细胞、平滑肌细胞和一些免疫细胞。

心脏因衰老而产生的改变主要有以下几点。一是，心肌细胞的数量逐渐减少，心肌细胞占心脏重量的一半以上，其主要作用是维持心脏收缩和舒张功能。二是，心脏成纤维细胞的增殖和胶原蛋白的累积，这通常会使心脏纤维化。纤维化的心脏组织会变硬且顺应性较差，随着时间的推移，这种变化会导致心脏功能障碍并增加心脏病风险。三是，左室壁增厚和左室收缩功能降低。四是，最大心率、射血分数和最大心输出量降低，这些变化可能会导致心脏储备能力受损，使老年人无法达到超过日常活动的心脏能力需求，并在一定程度上降低生活质量。五是，衰老的心肌也可能使自主神经系统的电生理调节发生变化，从而增加老年人心律失常的风险。六是，随着年龄的增长，也可以观察到心脏瓣膜的退行性变化，比如严重的主动脉狭窄和二尖瓣反流。

这些细胞和组织的退行性变化可能会进一步发展成心脏病。心脏结构和功能的退化也增加了心脏衰竭的风险。一项研究显示，与年轻人相比，老年人更容易发生心肌梗死，并可能因为部分心肌丢失、心肌纤维化、心肌代偿性肥大而导致心功能不全。

心输出量减少

年龄的增长会影响心脏对机体血供增加的生理反应，特别是心输出量。心输出量是指心脏每分钟泵出的血液量，即心率与每搏输出量的乘积。心输出量随着器官和组织的需氧量而调节。当身体需要更多血供，比如运动时，心输出量会增加。运动会产生大量乳酸和二氧化碳，二者一起进入血液，改变了血液酸碱度，这种变化会刺激血管的感受器，将此信号传送至大脑，收到信号的大脑则通过自主神经调节心脏和血管的活动，使心率增加，心输出量增加。这种心率的增加是由神经激素因子刺激窦房结引起的，窦房结是心脏自律性最高的起搏点，所以也被称为管理心脏节律的“最高指挥官”。随着年龄的增长，窦房结中神经激素受体的数量逐渐减少，导致以下两个心脏功能的变化。一方面，适应代谢需求增长的时间变长，心率的增加变缓；另一方面，同样的激素刺激，能够达到的最大心率降低，因此在高强度运动时的心输出量也会变少。此时，如果身体还有代谢需求，心脏可通过增加每搏输出量来补偿最大心率的下降，但是每搏输出量是有上限的，因此到一定程度时，这种补偿并不能完全抵消最大心率下降造成的心输出量减少。

血管变硬

动脉和静脉随年龄增长而发生的变化主要受环境因素的影响，这与皮肤随年龄增长而发生的胶原蛋白交联使组织弹性降低而变硬类似。组成血管的胶原蛋白会随着增龄形成不同程度的胶原蛋白交联，组成血管内外弹性膜的弹性蛋白会不断丢失且无法再生，这导致血管本身和血管壁的弹性下降。由于动脉的扩张和收缩与血流速度和血压成正比，血管弹性的下降直接影响了动脉对血流速度和血压的调节能力。

动脉斑块

动脉斑块是指动脉壁内的脂质累积物，其源于婴儿时期血管内皮的褶皱，随着年龄的增长，不良生活习惯和遗传因素的影响，这些褶皱会更容易使部分细胞附着，从而引起炎症，并逐步形成动脉斑块。动脉斑块会影响血液流动，如果其逐渐增大而堵塞血管，会引起器官供血不足，甚至坏死。同时，动脉斑块还会导致血栓、动脉粥样硬化、心肌梗死、心脏纤颤、脑卒中等心脑血管疾病。

高血压

高血压是指未使用降压药的情况下，非同日3次测量收缩压≥140毫米汞柱和/或舒张压≥90毫米汞柱。根据《中国心血管健康与疾病报告2021》的数据，老年人患病率超过50%。年龄是高血压的风险因素之一，这主要和血管的弹性下降有关，但目前高血压发病呈年轻化趋势，需要引起重视。高血压的风险因素还包括遗传、肥胖、缺乏运动、吸烟、饮酒、精神紧张等。

总结一下

心血管系统会随着年龄的增长发生结构和功能上的衰退，但环境因素对心血管系统的衰老速率有显著影响。一项研究表明，经常运动的老年人相比同年龄组的久坐人群，收缩压明显偏低；吸烟与不吸烟的人群相比，吸烟会加剧主动脉弹性的丧失，从而使收缩压进一步升高。

所以，对抗心血管系统的衰老，主要从环境和生活习惯入手。健康饮食、限制热量摄入、运动、戒烟、舒适的环境等是没有心血管疾病长寿人群的主要特征，也是我们应该遵循的生活方式。

7.6 内分泌系统

内分泌系统是由各内分泌腺及散布全身的内分泌细胞共同构成的信息传递系统，通过释放具有生物活性的化学物质——激素，来调节靶细胞、靶组织、靶器官的活动，其产生的效应往往又可以影响内分泌细胞的活动，这种现象被称作反馈调节。内分泌系统是机体的重要调节系统，它与神经系统相辅相成，共同调节机体的生长发育和各种代谢，维持内环境的稳定，并影响行为、控制生殖、维持血糖水平等。

内分泌系统可以分为两大类。一类是在形态结构上独立存在的内分泌器官，比如垂体、松果体、甲状腺、甲状旁腺、胸腺及肾上腺等；另一类是分散于其他组织器官中的内分泌组织，比如胰腺内的胰岛细胞，睾丸内的间质细胞，卵巢内的卵泡细胞及黄体细胞。

一些研究已经证明，内分泌系统会随着年龄的增长而出现功能衰退。下面我们选取几个内分泌腺和激素来进行介绍。

女性性激素分泌的改变 — 随着年龄的增长，卵巢功能不断衰退，雌激素和孕激素的分泌减少，这意味着更年期的来临。一项研究显示，绝经后女性的血清雌激素浓度至少下降了80%。但绝经后女性的垂体功能仍然正常。

男性性激素分泌的改变 — 从30岁左右开始，男性的血清睾酮浓度逐渐下降，到70岁左右出现显著性降低。男性雄激素的正常生理下降是由于间质细胞数量减少，并伴随着精子数量的逐渐减少，但男性在出现这种情况后依然可以保持生育。此外，促性腺激素分泌有少量代偿性增加。

甲状腺 — 甲状腺功能随年龄变化不明显。虽然身体对四碘甲状腺原氨酸（T4）和三碘甲状腺原氨酸（T3）的清除率有所下降，其产量也相应下降，但T4和T3的浓度没有变化，调控T4和T3的促甲状腺激素（TSH）浓度也没有变化。

甲状旁腺 — 甲状旁腺激素（PTH）是甲状旁腺分泌的一种多肽类激素，它的主要功能是调节体内钙和磷的代谢，使血钙水平升高、血磷水平下降。甲状旁腺激素的分泌随着年龄的增长略有增加，原因可能包括钙和维生素D的摄入和吸收减少（可能还包括日照减少）和肾功能下降，但血钙浓度没有显著变化。

肾上腺 — 肾上腺分泌的激素可以分为肾上腺皮质激素和肾上腺髓质激素，前者还可分为糖皮质激素、盐皮质激素和性激素。糖皮质激素中皮质醇的分泌不会随年龄发生显著变化，但性激素中脱氢表雄酮的浓度从大约30岁开始逐渐降低，原因尚不清楚。属于盐皮质激素的醛固酮的分泌也略有减少，但健康的老年人能够维持正常的体液和电解质平衡。

胰岛素 — 胰岛素是胰腺分泌的一种蛋白质激素，可以降低血糖，同时促进糖原、脂肪、蛋白质合成。随着年龄的增长，人体摄入葡萄糖后血糖浓度的上升幅度会增加，虽然胰岛素分泌也会明显增加，但仍然不足以将血糖浓度维持在健康范围内。

生长激素 — 随着年龄的增长，生长激素的分泌会减少，比如胰岛素样生长因子1（IGF-1）。与年轻人相比，老年人的IGF-1会出现轻度缺乏，这或许可以解释许多老年人会有肌肉量减少和脂肪量增加的现象。

抗利尿激素 — 抗利尿激素的主要作用是促进水的吸收，是尿液浓缩和稀释的关键性调节激素。人在口渴的时候，抗利尿激素分泌会增加，使肾小管和集合管对水的重吸收能力增强。但与年轻人相比，老年人对抗利尿激素的反应往往不敏感，这增加了脱水风险。

总结一下

内分泌系统的各种活动在衰老过程中都在发生变化，包括激素分泌模式和反馈调节等。这些变化的幅度在个体之间差异很大，同时由于各种因素的影响，使我们很难区分这些变化是由衰老本身引起的，还是与其他因素有关，比如慢性病的并发症、炎症、营养状况或这些因素的组合。对于内分泌系统衰老的干预，由于其复杂性，很难单独进行，需要通过整体的抗衰老方式来影响。

7.7 骨骼系统

骨骼系统包括身体的各种骨骼、关节与韧带，主要作用有支持躯体、保护体内重要器官、供肌肉附着、作为运动杠杆等，部分骨骼还有造血、维持矿物质平衡的功能。

骨骼主要由钙构成，占全身钙的99%，剩余1%的钙以钙离子的形式存在，对神经和肌肉的正常活动至关重要。

骨矿物质含量下降

女性的骨矿物质含量在25岁左右时达到峰值。此后，骨矿物质含量会缓慢下降，至绝经期会突然加速下降[30]。年轻时骨矿物质峰值越高的女性，其后半生保留得也越多。因此，年轻时提高骨矿物质含量，已经被广泛接受为降低骨质疏松症发病风险的主要方法。

50岁后，人的平均身高均会降低。这种身高的下降也是骨矿物质含量下降所引起的椎骨轻微压缩而导致的。

负钙平衡

人体的血钙浓度基本上保持在2.25~2.75毫摩/升。前面提到过的甲状旁腺激素（PTH）会动员骨钙入血，促进肾小管对钙离子的重吸收和磷酸盐的排泄，使血钙浓度增加，血磷浓度下降。此外，PTH还可以间接促进肠道对钙离子的吸收。调节体内钙代谢的另一重要激素是降钙素，其与PTH作用相反，可以降低血钙水平。从表面看，这两种激素互相拮抗，但实质上是相辅相成的，也正是这两种激素的共同作用，维持着血钙水平的相对稳定。正常情况下，血钙随着年龄增长的变化不大。

但是，衰老对骨骼中的钙影响较大。当人体在发育期时，钙吸收量大于排泄量，处于正钙平衡状态。但是随着年龄的增长，当钙吸收量小于排泄量时，就会进入负钙平衡状态，这时骨骼会开始流失钙。

骨质疏松症

骨质疏松症是一种骨骼疾病，特征是骨量减少和强度降低，骨折风险增加。我国60岁以上老年人骨质疏松患病率为36%，且女性患病率高于男性。这也证明了骨质流失受性激素的影响。

维生素D合成减少

肠道吸收食物中的钙离子需要维生素D的存在。老年人进食量以及曝露于紫外线时间的减少，会导致体内的维生素D减少，从而影响钙离子吸收。通过食物摄取维生素D已被证实可以增加绝经后女性钙离子的吸收，但是这种钙离子吸收的增加并未被证实可以增加非骨质疏松症的绝经后女性的骨密度。尽管如此，增加富含维生素D和钙的食物的摄入仍是骨质疏松症的一级预防措施。

100多年前，开创了骨科生物力学时代的德国外科医生尤利乌斯·沃尔夫（Julius Wolff）发现：当骨骼长期接受外部压力时会变得更坚硬。一项研究结果显示，在长期卧床患者和不受地球重力影响的航天员中观察到了骨质流失。

因此，缺乏负重锻炼会增加罹患骨质疏松症的风险。一项研究显示，绝经后的久坐女性在进行适度的负重锻炼后，骨密度的增加最为显著；而进行非负重锻炼的女性，骨密度的增加则十分有限[31]。但是，中等强度运动是否能够增加骨密度，目前仍不明确。

总结一下

骨骼系统的衰老主要表现为骨骼中钙的流失，在50岁之后钙的流失加速，特别是绝经的女性。抵抗骨骼系统的衰老要提前，每天摄取足量的钙和维生素D，同时增加负重锻炼，提高骨峰值，延缓骨骼系统的衰老。

7.8 生殖系统

男性和女性在生殖系统上的衰老，似乎十分“不公平”，以至当我们提及生殖系统衰老，更多联想到的是女性。这主要是因为女性较男性更年期症状更明显，且女性在绝经后会失去生育能力，性激素的分泌会大幅降低(比如雌激素和孕激素)。

绝经是女性性腺分泌性激素减少的结果[32]。早在出生时，女性的卵巢里已经保存了一生中全部的卵母细胞，大约75万个未发育的卵子。卵母细胞的数量会随着年龄的增长而减少，在女性绝经前，会有400~500个卵子排出；到绝经期，卵母细胞的数量已经不足5000个，同时卵泡消失。这种年龄相关的卵巢变化最终导致性腺停止分泌雌激素和孕激素，这也是绝经开始的标志。

雌激素和孕激素分泌的停止还会引起与衰老相关的一系列变化。月经停止，子宫开始萎缩，在绝经后的15~20年内最多会萎缩70%。阴道内上皮细胞的逐渐丢失使上皮组织变薄，同时阴道内糖原分泌量减少、屏障功能变弱，从而导致感染风险的增加。

除了对生殖系统的影响，雌激素和孕激素对其他组织和器官也有影响，主要集中在骨矿物质含量、体温调节和其他患病风险上。首先，雌激素会影响女性骨骼的生长，到绝经期时雌激素分泌的减少会导致骨矿物质大量流失，这个我们在前文也有提到。其次，雌激素与孕激素互相调节，二者分泌的减少会激活体温调节中枢的下丘脑，出现潮热等症状。最后，尽管机制不明，但是雌激素和孕激素分泌的减少确实增加了女性患心脏病和某些类型癌症的风险。

男性生育能力随年龄发生变化的问题是近年的研究热点之一。研究表明，男性的生育能力和分泌的性激素会随着年龄的增长而降低。老年男性精子的遗传质量也会降低，从而增加了后代遗传缺陷的风险[33-34]。

同时，男性睾丸的大小和重量会有轻微减少，这可能是由生精小管内的细胞减少引起的，减少程度因人而异。其他生殖器官，比如附睾、输精管、精囊等，并没有发现与老年性功能改变有关的解剖学变化。

睾丸由生精小管和睾丸间质构成。生精小管是生产精子的“车间”，“工人”主要包括生精细胞和支持细胞。这些“工人”会逐渐衰老，工作能力下降，最终导致生产的“货物”——精子数量的减少。睾丸间质由间质细胞构成，负责生成雄激素——睾酮。睾酮对精子生成是必需的，同时参与维护精子的健康。但年龄增长引起的睾酮产量的减少可能影响精子质量，导致精子中遗传错误的增加。

睾酮的分泌具有昼夜节律性，一般在早上4点到8点时分泌量最高，午夜时最低，这与促性腺激素的节律是一致的。随着年龄的增长，男性的睾酮在浓度降低的同时，其分泌也失去了昼夜节律性[35]。

衰老与性行为改变

当我们谈论生殖系统衰老时，往往会想到性行为的退化，但是从解剖学和生理学的进展看，老年性行为退化的原因往往不只是衰老。与年龄有关的两性生殖器官的变化虽然对生育有决定性的影响，但对性能力的影响却很小。

睾丸、精囊和前列腺的改变虽然会影响生育或者增加罹患某些疾病的风险，但是这些器官的变化在大部分情况下并不影响性能力。良性前列腺增生是一种非癌性前列腺肥大，50岁以上的发病率为50%，以前普遍认为良性前列腺增生会引起性功能障碍，但是并没有足够的证据可以证实。一些研究发现，前列腺增生可能不是衰老本身引起的，而是久坐、肥胖、不良性行为等引起的[36]。

老年女性在进行性行为时容易出现阴道出血的困扰，这主要是阴道壁厚度变薄和黏膜细胞的分泌功能降低所致。但是近期研究提示，进行规律性行为女性的黏膜细胞的分泌功能基本没有下降。所以，不必因年龄而放弃性生活，其不仅能延缓生理衰老，还能提高老年夫妻的生活质量[37]。

总结一下

生殖系统的衰老存在性别差异。女性生殖系统的衰老主要是雌激素分泌下降的结果，并且会在更年期观察到明显变化；男性生殖系统的衰老主要体现在睾酮分泌下降及其失去昼夜节律性。

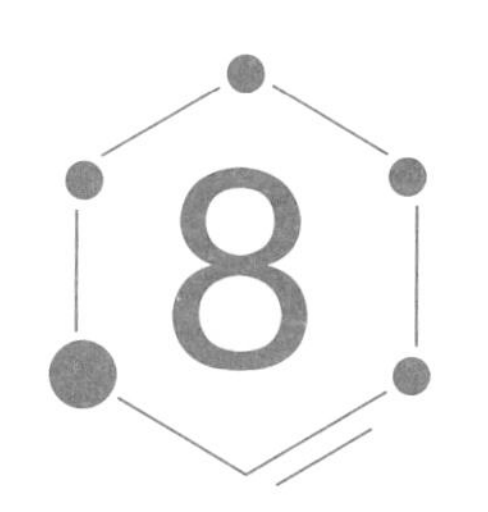

8 免疫卫士的“离家出走”

众所周知，人体的免疫功能会随年龄的增长而降低。65岁以上人群因感染性疾病造成的死亡率要比低龄人高3~4倍，而且接种新冠病毒疫苗后想要产生较好的免疫效果所需的注射剂次数也要更多[38]。开创了生物老年学研究的罗伊·沃尔福德（Roy Walford，1924—2004）曾指出，免疫功能下降可能引起衰老。这个假说被称为衰老的免疫学理论，目前还没有被完全证实。

人体的免疫系统是覆盖全身的防卫网络，由两个独立且同等重要的免疫组成：固有免疫和适应免疫。当异物进入体内后，固有免疫会启动吞噬作用，大部分由中性粒细胞和巨噬细胞完成。而适应免疫则依赖于免疫细胞对抗原的反应，免疫细胞可以分为T细胞和B细胞。

先天免疫中的中性粒细胞和巨噬细胞的吞噬功能会随年龄的增长而减弱，一般表现在两个方面，细胞总数量的减少和单个细胞的功能减弱。有趣的是，这两种细胞的数量并不会随着年龄的增长而减少，只是渗透进入被感染区域的能力会降低。同时，中性粒细胞和巨噬细胞产生细胞因子的能力也会减弱。

大家都很关注为什么随着年龄的增长，伤口的愈合能力逐步减弱，同样的创伤，与年轻人相比，老年人恢复需要的时间更长。其实，这种愈合迟缓也与巨噬细胞产生细胞因子的能力减弱有关。巨噬细胞到达受伤部位后产生的细胞因子会刺激骨髓内中性粒细胞的释放，并引导中性粒细胞进入受伤部位。细胞因子的减少导致了中性粒细胞到达受伤部位的数量减少或延迟。此外，还有两种与年龄相关的变化也可能会导致伤口愈合迟缓。一是，毛细血管密度降低，这影响了中性粒细胞到达受伤部位的位置；二是，衰老的成纤维细胞分泌结缔组织的能力减弱，使受损部位难以重新黏合。

在适应免疫方面，初始T细胞的产生、成熟B细胞和抗体的数量都随年龄的增长而下降。初始T细胞在骨髓中产生，在胸腺中发育成熟。人在出生时，胸腺重10～15克，是一生中重量比最大的时期。随着年龄增长，胸腺继续发育，青春期重30～40克。此后胸腺逐渐退化萎缩，每年约萎缩15%，到老年时仅重约15克，尽管胸腺上皮细胞生成T细胞的能力似乎并没有降低，但胸腺上皮细胞数量的减少引起了初始T细胞产生能力的降低，这会使记忆T细胞与初始T细胞的相对比会增加。同时，记忆T细胞扩增为辅助性T细胞的能力也可能随年龄的增长而降低，而这是机体对抗原做出适当免疫应答的重要步骤[39]。

总之，**老年人免疫功能下降，基本上可以用胸腺退化、初始T细胞减少以及记忆T细胞向辅助性T细胞增殖减少来解释**。正常情况下，免疫系统利用记忆T细胞来缩短对外来入侵者做出反应的时间，辅助性T细胞则刺激B细胞释放抗体。如果记忆T细胞的作用减弱，那么免疫反应就会迟钝，人体对抗外界感染源，发生感染的风险就会增加。初始T细胞的减少会降低个体对新型抗原做出反应的能力，这或许可以解释老年人对疫苗的反应差。

除了T细胞，B细胞也是适应免疫的一个重要角色，其总数量虽然不会随年龄的增加而发生变化，但这并不代表B细胞没有变化。骨髓形成B细胞的能力降低，使成熟B细胞的数量减少，而记忆B细胞因既往接触的病原体刺激而累积，最终导致记忆B细胞相对成熟B细胞的比例上升，改变了总B细胞组成的成分比。这其实也就意味着机体对抗新型病原体做出免疫反应的能力减弱了。

抗体的数量会随着年龄的增长而下降，这主要是由于辅助性T细胞数量的下降及其功能的减弱。前面讲到记忆T细胞扩增为辅助性T细胞能力的降低使辅助性T细胞数量下降，而这使细胞因子的分泌量减少，进而B细胞被细胞因子刺激释放出的抗体的量必然也随之减少。

免疫系统整体能力的下降，不仅会影响对抗外来入侵者的免疫反应，还可能诱发癌症。其实，人体无时无刻不在产生和清除癌细胞，而清除癌细胞的就是我们的“免疫卫士”，当它们“离家出走”，无疑会让癌症的发病风险增大，从而降低寿命。

那么，如何改善年龄引起的免疫力降低呢？2019年，美国科学家用药物组合使人体的胸腺再生长，实现了人体DNA甲基化程度以及多项衰老指标的降低，将受试者的生物学年龄平均减少了2.5岁，而且免疫系统功能也显示出恢复活力的迹象[40]。同时，限制饮食热量也被证实可以延缓胸腺衰老[41]。通过体外补充胸腺肽，提高机体免疫功能，也是一种辅助手段[42]。胸腺肽是胸腺分泌的一种多肽，主要作用是连续诱导T细胞分化和发育的各个阶段，维持机体的免疫平衡状态，增强T细胞对抗原的反应性，从而提高机体抵抗疾病的能力。

总结一下

免疫系统的衰老主要表现为胸腺退化、初始T细胞减少以及记忆T细胞向辅助性T细胞增殖减少，这增加了许多疾病的发病风险。目前，已经有一些药物和行为干预措施在延缓免疫系统的衰老上被证实有效。

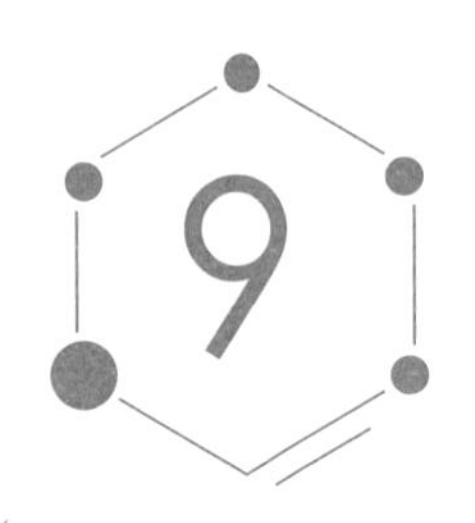

其他重要变化

9.1 白发

头发变白是可以直接观察到的比较明显的衰老特征。其实，毛囊内正在生长的头发本身就是白色的，但在生长过程中，头发的颜色会被色素细胞分泌的黑色素染成黑色。随着年龄的增长，色素细胞功能衰退，头发自然就会恢复到原本的颜色，即灰色或白色，这种老年性白发是正常的衰老。早发性白发常见于儿童及青少年，一般有家族史，除白发增多外，不影响身体健康。另外，研究证实长期生活在压力下的人群更容易长白发。如今社会竞争日益激烈，许多为了生活而打拼的年轻人也面临着头发变白的困扰。

除此之外，白发还有以下这几个原因。

1 营养不良，长期缺乏营养造成白头。

2 酪氨酸缺乏，酪氨酸是黑色素的组成部分。

3 某些疾病，比如白癜风、白化病等。

4 斑秃新生的头发可能是白发。

5 吸烟者容易白发，主要是吸烟引发的氧自由基会破坏黑色素。

预防白发的几条建议。

1 调整心情，给自己减压。

2 养成规律的作息习惯，不熬夜。

3 减少过度用脑。

4 保证充足的营养，特别是优质蛋白和铜、钴、铁等元素。

9.2 “老人味”

老年人的住所或疗养院往往有一种独特的气味，很多人称其为“老人味”。那气味真的会随着年龄的增长而不同吗？答案是肯定的。但产生这种气味的原因通常不是卫生或健康问题，而是皮肤正常老化过程的结果。引起“老人味”的物质称为2-壬烯醛。

壬烯醛的产生是自然发生的。我们的皮肤会产生脂肪酸，当这些天然油脂在皮肤上氧化分解时，就会产生一种不饱和醛——2-壬烯醛，这是一种带有强烈气味的化学物质。

男性的这种气味往往比女性更明显，而且会在50岁以后加重。原因主要有以下两点。一是，男性抽烟酗酒的坏习惯容易使皮脂增多，释放的2-壬烯醛也随之变多，使气味加重。二是，激素也会影响“老人味”，女性产生的雌激素有抑制作用，所以会比男性“老人味”更淡。

年轻时，身体会产生足够的抗氧化剂来对抗这个氧化过程。但随着皮肤的老化，其产生的抗氧化剂变少，而产生的皮脂变多，导致2-壬烯醛的“产量”增加并散发出独特的气味。

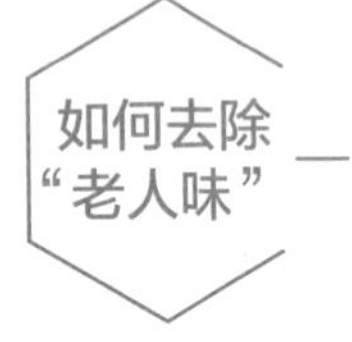

去除“老人味”并不像我们想象的那么简单。其中一个原因是2-壬烯醛不溶于水。这意味着简单的淋浴不会有太大效果。大多数肥皂可以去除污垢或汗液，但对2-壬烯醛不适用。近些年来，有一些标注可以去除2-壬烯醛的肥皂或沐浴露上市。据日本研究人员称，柿子提取物可以有效消除2-壬烯醛。因此，许多声称能去除2-壬烯醛的产品都含有柿子提取物。

除了使用去除“老人味”的相关产品，生活方式的改变也会对减轻“老人味”有所帮助。

- 多喝水。当人缺水时，皮肤会变得干燥，身体产生的气味会被“浓缩”。
- 穿棉质衣服。让皮肤可以自由呼吸，随时排出气味。
- 确保定期清洗衣物和床上用品。
- 避免穿合成材料制成的衣服。
- 定期洗澡或淋浴。
- 洗澡或淋浴后进行保湿。可以使用含有维生素C和其他抗氧化成分的保湿乳以保护皮肤。
- 保持屋内空气流通。生活在空气流通不畅的环境中，容易产生霉味。
- 健康饮食。一些观点认为，增加富含抗氧化剂蔬果的摄入，同时减少肉类和酒精的摄入，有助于控制2-壬烯醛的产生。

9.3 肠道微生物减少

1908年诺贝尔奖获得者埃利·梅奇尼科夫（Elie Metchnikoff）教授认为衰老是由于肠道微生物群某些成员的产物对身体的毒害。他确信，实现肠道微生物群的操纵将延长寿命。

肠道菌群，是指定植在肠道内的微生物群，包括细菌、真菌、病毒、噬菌体等。寄居在肠道的微生物为身体细胞数量的5～10倍，其携带的基因数量大约是人体基因数量的150倍。双歧杆菌、乳酸杆菌等肠道微生物能合成多种人体生长发育必需的维生素，还能利用降解蛋白质残基合成必需氨基酸，参与糖类和蛋白质的代谢，同时还能促进铁、镁、锌等矿物质的吸收，这些营养物质对维持人体健康有着重要作用。

肠道本身与肠道微生物群共同构成了“肠道生态”，其中的肠道上皮细胞、免疫细胞、微生物以及各种食物和代谢产物一起共同作用，对人体健康产生着巨大影响。而遗传、饮食、运动、生活环境、药物和生活习惯等，也塑造了我们的肠道生态。有研究指出，体魄强健的人肠道内有益菌的比例达到70%，普通人则是25%，便秘人群减少到15%，而癌症患者肠道内有益菌的比例只有10%。

肠道菌群与身体的很多方面都相关，比如神经发育、免疫功能、体重、消化系统功能、心血管健康、食物和药物代谢等，甚至会影响认知功能。

虽然在衰老过程中肠道菌群本身并不会衰老，但其多样性和数量都在下降，这种下降会让我们的肠道变得更加脆弱[43]，而这种脆弱状态也造成了营养吸收的问题。由于肠道微生物的复杂性以及影响因素的多样性，科学家们在研究寿命相关的肠道微生物变化时，遇到了较大挑战，但是通过比较模式生物[1]年轻时和老年时的肠道微生物特征总结了一些规律，比如类杆菌的优势地位；阿利斯蒂普斯属、真杆菌属和致病菌（比如链球菌科和肠杆菌科）的富集；双歧

1 模式生物指可用于研究与揭示某种普遍规律的生命现象的一类生物。

杆菌属和粪杆菌属等的减少。同时，从代谢产物上看，衰老的个体存在短链脂肪酸减少的情况，这也意味着能产生短链脂肪酸的菌群数量的下降。在关于人类的研究中，科学家们发现随着年龄的增长，放线菌门减少，变形菌门增加，肠道微生物的种类和数量也大幅下降。

有研究表明，百岁老人的肠道菌群表现出与较脆弱的老年人不同的特征：微生物群多样性更好、核心微生物群丰度更低（不会出现少数微生物群独大）、有更多的稀有、抗炎、可以刺激免疫系统维持和发育，以及代谢高纤维食物的微生物群。同时，百岁老人往往有更好的生活习惯，比如常食高纤食物，作息规律等，这些都有利于有益菌的繁殖[44]。

总结一下

总体上看，各个组织和器官的功能都会在衰老的过程中逐步丧失，但是在丧失的程度上差别显著。衰老对味觉、嗅觉、消化道的影响整体较小，骨量的下降则存在性别差异……所有这些变化，都会在某些时刻开始变得明显，并进入加速过程直至寿终正寝，而每个人的这些重要时刻及其发生的变化因人而异。

PART 2

深入细胞的衰老十二大标志

> “感此伤妾心，坐愁红颜老。”
>
> ——〔唐〕李白《长干行》

我们为什么会衰老？万事皆有因。

衰老是一个复杂的过程，我们从宏观的个体到微观的分子看到的表象是不一样的。人体里有约260亿个细胞，人体的衰老在细胞层面，就是这260亿个细胞的衰老。人体每分钟会有1亿个细胞死亡。

细胞类型	寿命
胃黏膜上皮细胞	3天
胃细胞	7天
味觉细胞	10 ~ 14天
白细胞	13 ~ 20天
皮肤细胞	28天
脂肪细胞	90 ~ 180天
红细胞	120天
肝细胞	180天
骨骼细胞	10年
心脏细胞	20年
脑细胞	不更新

虽然衰老本身可以微观到分子水平，但是当我们解释衰老时，大部分情况是从细胞水平谈起，因为细胞是一个独立的单位，可以进行完整的更替，不论是哪种类型的细胞，其衰老的分子机制是相同或者相似的，同时细胞的衰老也是我们可以通过干预来延缓的。因此，我们讲衰老机制时，就先从细胞本身的

衰老说起。那么在众多可以观察和测量到的细胞衰老特征中，哪些标志可以用来代表细胞的衰老呢？科学家们总结出细胞衰老的标志必须满足以下3个标准。

1 在正常老化过程中应该表现出来。

2 其实验性恶化必须加速老化。

3 其实验性改善应能延缓正常衰老过程，从而延长健康寿命。

因此，在众多的特征中，科学家们一开始总结了衰老的九大标志[44]，分别是基因组不稳定性、端粒缩短、表观遗传学改变、细胞衰老、干细胞耗竭、细胞间通讯改变、线粒体功能异常、营养感应失调和蛋白内稳态丧失，沿用了10年后拓展到十二大标志[45]，增加了巨自噬失活、慢性炎症和肠道微生物失调。

接下来的这一章，我们将详细介绍细胞衰老的这十二大标志，让你完整地了解细胞水平上衰老的全貌。同时，这十二大标志也形成了衰老的几个主要学说，在下面的内容我会重点讲解。

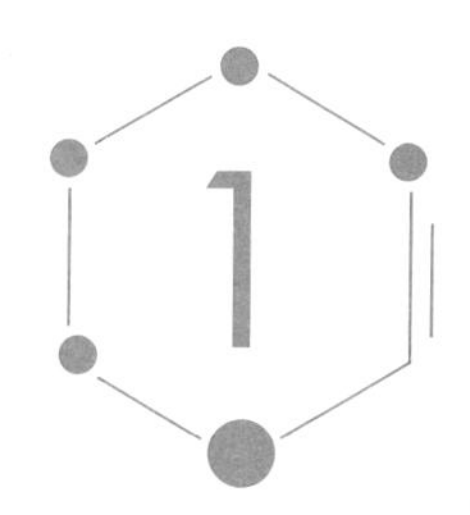

基因组的“塌方”

衰老的第一个共同特征，就是不断累积的基因组损伤。外界的物理因素（比如核辐射）、化学因素和生物因素以及内源性威胁不断地损伤构成基因组的基础——DNA，造成DNA的复制错误、自发水解反应（自然降解）和各种断裂脱落等损伤，导致基因组的“塌方”。一个细胞的基因组包含约30亿个碱基对，如果把其拉长约有1.8米。有科学家计算出DNA每天要被各种因素破坏达到2万亿次。为了尽量减少这些损伤，人体进化出了一整套复杂的DNA修复系统来处理绝大部分的DNA损伤，以保持基因组的稳定性。但是，这套DNA修复系统也存在漏洞，总有一些损伤会累积下来，造成细胞的衰老。

1.1 核DNA

人体的大部分DNA都存在于细胞核中，细胞核是DNA的保护结构。如果DNA修复系统无法正常执行任务，就会造成细胞核中DNA的突变。发生在身体细胞的突变叫作体细胞突变[1]，区别于生殖细胞的突变，这种体细胞突变不会遗传。体细胞突变的数量和频率随着年龄的增长会增加，造成细胞失去某些功能。同时，染色体非整倍体和拷贝数变异也会更多地发生。研究表明，人类基因组损伤的增加与衰老之间存在因果关系，DNA突变可能影响重要基因和转录途径，导致细胞功能失调，如果不能通过凋亡或衰老等途径消除，还可能会危及组织和器官的稳态。当DNA损伤影响干细胞功能，进而影响其在组织更新中的作用时，就会按下衰老的“加速键”。同时，这些变化也可能诱发癌症的发生[46]。

1.2 线粒体DNA

线粒体DNA是独立于核DNA之外的另一套遗传系统。线粒体DNA的突变和缺失也可能导致衰老。由于线粒体的氧化微环境以及线粒体DNA中缺乏保护性组蛋白，并且与核DNA相比线粒体DNA修复系统的效率有限，**线粒体DNA一直被认为是衰老相关体细胞突变的主要原因**。但是到目前为止，科学界对线

1　体细胞突变：指发生在正常机体细胞中的突变，比如发生在皮肤的突变。这种突变不会造成后代的遗传改变，但是会引起当代某些细胞的遗传结构发生改变。

粒体DNA突变在衰老中的因果关系一直存在争议。其原因主要是线粒体基因组的多样性：一个细胞内常常存在多个线粒体，这就可能出现突变的线粒体基因组和野生型线粒体基因组在同一细胞内共存，这种现象被称为“异质性”。异质性让细胞内总是存在着功能完好的线粒体DNA，因此可能抵消突变的线粒体DNA造成的影响。

也有研究发现，随着单个老化细胞中线粒体突变的增加，可能达到一个突变基因组占优势的状态，这支持了线粒体DNA突变参与衰老的理论。但有趣的是，与之前的预期相反，老年人细胞中的大多数线粒体DNA突变似乎是由生命早期的复制错误造成的，而不是之后的氧化损伤造成的，也就是说这些突变是遗传来的，并不是后天获得的[47]。

1.3 细胞核结构的影响

衰老细胞的细胞核的结构变化也可能导致基因组的不稳定。层粘连蛋白是核膜的主要组成部分，通过提供一个支架来栓系染色质和蛋白质复合物，从而调节基因组稳定性，参与基因组维护。当编码该结构蛋白质成分的基因突变或影响其成熟和状态的因素出现后，就会导致基因组不稳定而加速衰老。

有大量证据表明，基因组损伤伴随着整个衰老的进程。那么找到那些能够加强细胞核和线粒体基因组稳定性的方法，比如加强DNA修复系统等，就能延缓衰老。

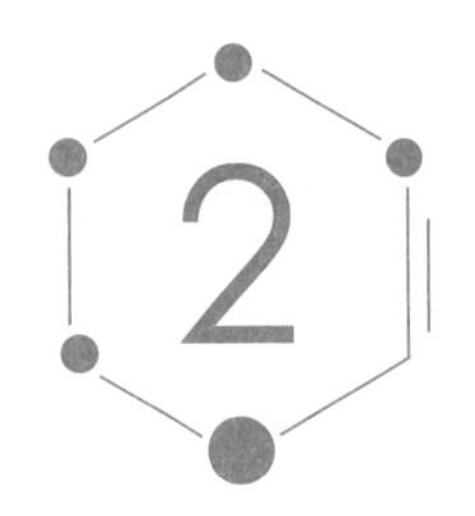

获得诺贝尔奖的端粒学说

端粒是处于染色体末端上的一小段DNA与蛋白质的复合体，这一小段DNA是以TTAGGG这样6个碱基的长度为一个单位，重复几千次的碱基序列构成的。人体细胞每进行一次分裂，就有5~20个端粒单位脱落。海弗里克极限理论里提到细胞分裂50次就无法分裂了，这可以用端粒缩短至无法支撑染色体结构，导致染色体结构崩塌而无法分裂来解释。

端粒长度	10000 碱基对（bp）	7500bp	4800bp
年龄	新生儿	35 岁	65 岁

《端粒效应》是一本介绍端粒的科普读物，作者之一伊丽莎白・布莱克本（Elizabeth Blackburn）因其在端粒研究中的卓越贡献而获得2009年的诺贝尔生理学或医学奖，她将染色体比作鞋带，而端粒就像是鞋带头上的塑料或者金属管，我们中国人一般称其为“绳花”。

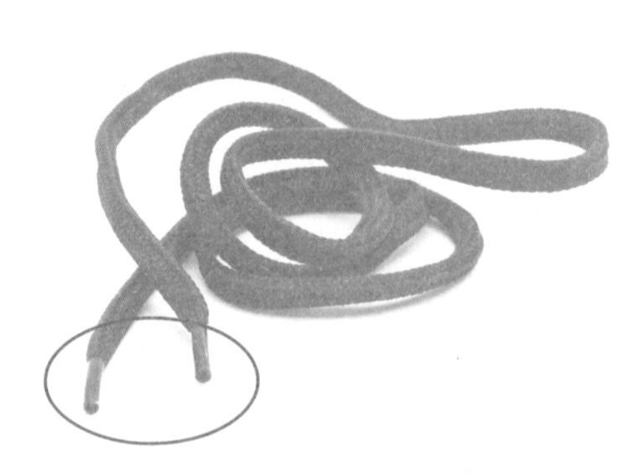

保护鞋带结构的“绳花”

绳花一旦磨损掉了，鞋带就会松散开来，无法维持正常的结构。在细胞内，端粒的磨损有可能造成染色体末端的融合，导致这个染色体发生塌陷，从而造成细胞死亡[48]。

端粒会随着细胞的每一次复制而缩短，那么细胞有没有什么机制来修复这种端粒的缩短呢？当然有，那就是端粒酶，虽然它可以延长端粒的长度，但这仅适用于增殖的细胞，对于已经没有增殖能力，也就是大部分终末分化的细胞来说，大部分端粒酶都失去了活性，没有办法修复受损的端粒。

端粒不断缩短的原因，有内源性因素，比如细胞复制受阻、DNA损伤，以及炎症等；也有外源性因素，比如不良生活习惯、营养不良、吸烟或者是精神压力大等，这些因素都会导致端粒缩短，从而诱发相关疾病，比如阿尔茨海默病、帕金森病、动脉粥样硬化、心肌肥大、慢性肾脏病等，使寿命缩短[49]。

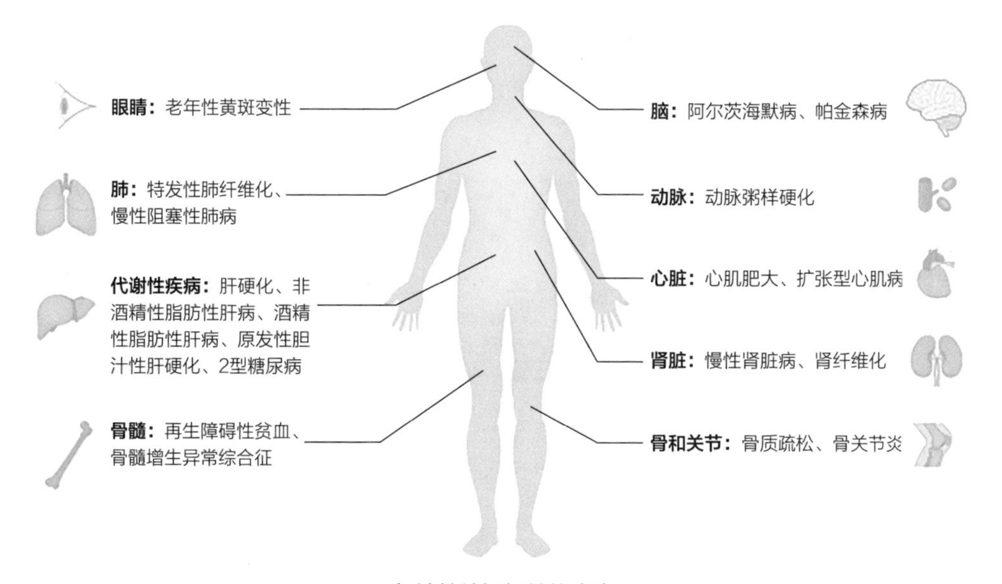

与端粒缩短相关的疾病

端粒缩短可以影响衰老的标志，因为它是引起损伤的基本原因。端粒缩短会直接引起细胞衰老；通过各种不同的信号通路，引起线粒体的损伤和功能失调；引起机体的炎症反应等。

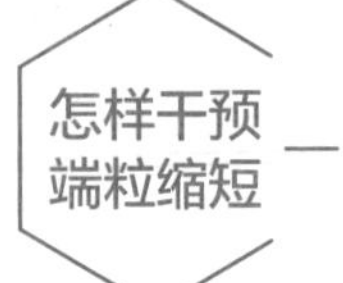

科学家们一直在研究干预端粒酶的方法，比如通过化学激活剂、雄激素、基因工程等方法激活端粒酶以延长端粒，延缓衰老和预防一些老年病，但是这些方法仅处于动物试验阶段且存在较高风险。一般癌细胞端粒酶的活性都很高，所以绝大部分癌细胞的端粒长度在癌细胞的复制过程中得以保持。如果用干预端粒酶的方法来延缓衰老的话，就有可能诱发癌症。因此，科学家们目前并不建议在人体进行这种干预[50]。

到目前为止，尝试将端粒酶作为一种药物的所有研究都失败了。但有些研究指出，一些其他方法可以延长端粒，比如冥想、高压氧舱[51]。而健康的生活方式，比如均衡的饮食、良好的睡眠和适当的精神压力等，也可以延缓端粒的缩短[52]。

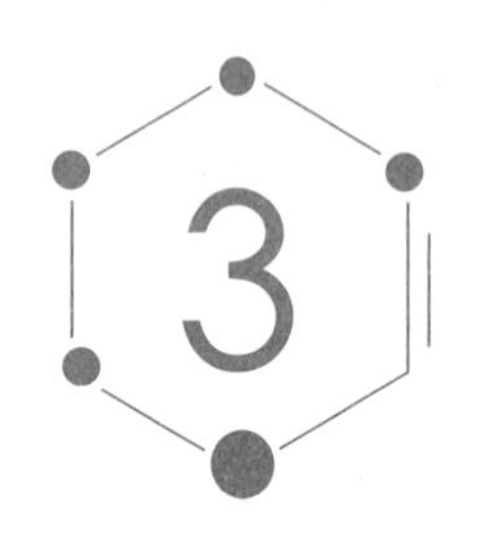

表观遗传学，被“贴标签”的基因

3.1 什么是表观遗传学

经典的遗传学是指由于基因序列改变（比如基因突变）所引起的基因功能

的变化，从而导致表型[1]发生可遗传的改变，其主要发生在DNA序列上。而表观遗传学则是指在基因的DNA序列没有发生改变的情况下，基因被贴上了“标签”，导致表型发生变化，比如有的细胞发育为脑细胞，有的发育为肌细胞等。表观遗传学通常包含DNA甲基化、组蛋白修饰和染色质重塑等。

3.2 衰老的表观遗传学

在衰老的过程中，细胞的表观遗传学标志发生变化，这种变化与年龄和衰老的状态相关，并且在人群中相对稳定。确保表观遗传模式生成和维持需要多种酶系统，包括DNA甲基转移酶、组蛋白乙酰化酶、甲基化酶和脱甲基酶等。

DNA甲基化 — DNA甲基化是指在DNA甲基转移酶的作用下将甲基选择性地添加到胞嘧啶上形成5-甲基胞嘧啶的过程，它是一种重要的表观遗传学标记，在调控基因表达、维持染色体结构和基因印记等过程中发挥关键作用。DNA甲基化与衰老的关系是十分复杂的。虽然已经有一系列的研究证明DNA甲基化状态会随着年龄增长发生一系列改变，从而影响干细胞的行为和功能，但是到目前为止，还没有直接的实验证明，通过改变DNA甲基化模式可以延长寿命。

组蛋白修饰 — 组蛋白是缠绕在DNA上，将DNA包装成染色体的蛋白质。组蛋白修饰是指组蛋白在相关酶的作用下发生甲基化、乙酰化、磷酸化、腺苷酸化、泛素化、ADP（二磷酸腺苷）核糖基化等修饰的

1　表型：指生物体中由于基因型与环境相互作用而产生的所有可观察到的性状，比如身高和头发颜色。一个生物体的表型包括物理形态和结构、发育和行为、生物学和生理特性，甚至是生物体的产物。

过程。组蛋白修饰在无脊椎动物中对衰老有明确的影响。这在许多模式生物的研究中都得到了验证，改变组白蛋修饰可以延长模式生物的寿命。这里有一个著名的例子就是沉默信息调节因子2（Sir2）蛋白。Sir2蛋白是一种NAD^+（烟酰胺腺嘌呤二核苷酸）依赖的组蛋白去乙酰化酶。早在1999年科学家们就证明了Sir2蛋白的过表达可以延长酿酒酵母的寿命，随后，科学家也通过对蠕虫和果蝇中与Sir2高度同源的基因的过表达研究，延长了其寿命。虽然，近期出现了对这些研究结果的质疑，但是这些研究拉开了组蛋白修饰对寿命影响研究的序幕。

有研究显示，在哺乳动物中，与Sir2蛋白同源的7种Sirtuin（SIRT）蛋白[1]家族成员（SIRT1~SIRT7）的过表达都可以改善小鼠的衰老状态。特别是哺乳动物的SIRT1基因，它与无脊椎动物Sir2的同源性最高。SIRT1基因过表达可以改善衰老期间的健康状况，SIRT1的作用机制复杂且相互关联，包括提高基因组稳定性和提高代谢效率等。Sirtuin蛋白家族的其他成员也可以通过调节基因组稳定性、代谢和免疫等机制以达到改善衰老和延长寿命的效果。有趣的是，据报道，位于线粒体中的SIRT3介导了饮食限制对长寿的一些有益影响。因此，也有人将Sirtuin蛋白家族称为“长寿蛋白”。

染色质重塑 —— 染色质重塑是指由染色质重塑复合物介导的一系列以染色质核小体变化为基本特征的生物学过程，这是一种重要的表观遗传学机制。在重塑的过程中组蛋白尾巴的（乙酰化、甲基化及磷酸化等）化学修饰可以改变染色质结构，从而影响邻近基因的活性。

1 Sirtuin（SIRT）蛋白也是一种NAD^+依赖的组蛋白去乙酰化酶。

染色质重塑与衰老的因果关系有多项研究支持。异染色质蛋白1a（HP1a）功能缺失的果蝇寿命缩短，而这种异染色质蛋白的过表达延长了果蝇的寿命，并延缓了衰老时的肌肉退化特征。哺乳动物的端粒重复序列会发生染色质重塑，从而维持端粒的状态，表观遗传学改变可以直接影响端粒长度的调节。

3.3 “逆转”表观遗传时钟

因为表观遗传学随年龄的变化非常稳定，所以科学家们通过测量这些变化绘制出了可以代表生物学年龄的“表观遗传时钟”。目前的表观遗传时钟主要是通过测量DNA的甲基化状态以及程度来表示衰老的程度。生物学年龄和我们实际的年龄有可能是一样的，也有可能出现偏差。如果相吻合，那表明我们是正常的衰老状态；如果生物学年龄比实际年龄小，则表明我们的身体状态比同龄人更好，衰老速度更慢；如果生物学年龄比实际年龄大，则表明我们在加速衰老。

加速表观遗传时钟的因素包括不良的生活方式、营养不良、精神压力大、抑郁等。所以，戒烟戒酒、均衡饮食、运动等，则能够减缓表观遗传时钟的速度，这也是我们在日常生活中可以改变并加以实现的。

除了这些生活方式对表观遗传时钟的影响之外，还有一些生物学的方法可更大程度上改变细胞的表观遗传时钟。目前的主要方法有以下这三种。

第一种是核移植，比如克隆技术。1996年克隆羊多莉诞生，用的就是这种技术。科学家首先从一只芬兰多赛特白面母绵羊的身上提取了一个乳腺细胞，分离出细胞核，再从一只苏格兰黑面母绵羊的身体中提取出一个未受精的卵细胞，并且除去它的细胞核，然后将二者合二为一，最后将这个细胞放入另一只苏格兰黑面母绵羊的子宫中进行发育，完成分娩。产生多莉的过程，其实就是逆转供体供应的乳腺细胞中细胞核的表观遗传时钟的过程。

第二种是异体连接法，也是现在很热门的一种方法。有一项研究，将两只衰老小鼠的皮肤和血液系统连接在一起，通过观察发现这种连接对它们各自的表型都没有任何影响。但是当把衰老小鼠和年轻小鼠的血液系统连接在一起后，发现衰老小鼠的衰老表型减弱，而年轻小鼠的衰老表型加强。所以通过这样的异体连接方式，研究者猜测是不是血液中存在某些“年轻因子”，能够使衰老机体年轻化，但是目前还没有找到公认的“年轻因子”。另外一个解释是二者血液循环系统连通后，衰老机体中的“致衰因子”被稀释，因此使衰老机体年轻化。

第三种是细胞重编程。日本科学家山中伸弥证明了4个转录因子（也被称为“山中因子”）能够使成熟细胞逆转为年轻的干细胞，这个过程就称为细胞重编程，山中伸弥也因其研究获得2012年的诺贝尔生理或医学奖。当细胞重编程后就变成了多能干细胞，之后能够再定向地分化成各个组织器官的细胞。但是用这种方式来干预衰老会产生较高风险，因为目前我们无法精准控制细胞，所以完全的重编程会使部分细胞突变成癌细胞[53-54]。

目前研究比较多的是通过“改写”少数基因实现成熟细胞的年轻化，并且在皮肤细胞的年轻化上已经取得了一些进展[55]。亚马逊的创始人杰夫·贝索斯（Jeff Bezos）就投资了一家逆转皮肤衰老的公司。相信在不久的将来，通过对成熟细胞的重编程实现对一类细胞或者某些器官衰老的逆转，或许是可行的。

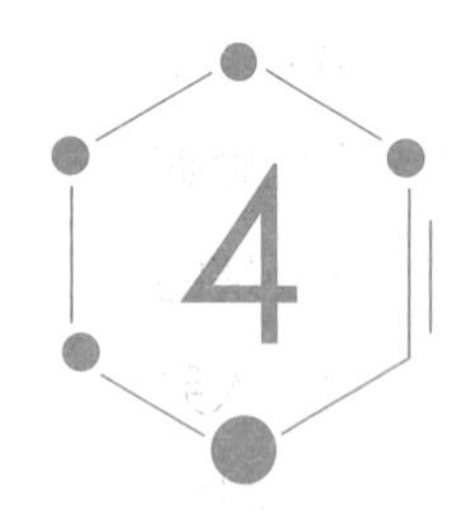

4 细胞衰老是一把“双刃剑”

细胞衰老是指永久性的细胞周期终止状态，也就是细胞走向死亡的前奏。

这种现象最初由伦纳德·海弗里克（Leonard Hayflick）在连续传代培养的人成纤维细胞中发现。但是，并不是所有组织类型的细胞都会衰老。当身体免疫状态好的时候，可以及时清除衰老细胞。所以，衰老细胞的累积其实反映了身体的免疫状态。

由于衰老细胞的数量随着年龄的增长而增加，人们普遍认为细胞衰老会导致身体的衰老。**实际上，细胞衰老的主要目的是阻止受损细胞的繁殖，并通过触发免疫系统使其死亡**。因此，细胞衰老可能是一种有益的代偿反应，有助于组织摆脱受损和潜在的致癌细胞。然而，细胞衰老的有益效果需要一个有效的“细胞替代系统”，包括清除衰老细胞和动员祖细胞分化来补偿清除的细胞数量。在老化的生物体中，这种细胞替代系统可能会变得效率低下，或者祖细胞的再生能力被耗尽，最终导致衰老细胞的累积，加剧损伤并导致老化。

许多因素都可能引起细胞衰老，比如端粒缩短、氧化应激、癌基因的激活、病毒感染以及其他物理和化学因素等。

衰老的细胞有很多特征，比如P16基因高表达、DNA损伤标志物的含量增加、溶酶体功能损伤、β-半乳糖苷酶的活性增高等，这些都是细胞内部的特征。除此之外，有一个很重要的特征是衰老相关分泌表型（SASP）的出现。衰老的细胞会向细胞外分泌促炎细胞因子、生长因子、趋化因子等，它们可以导致机体产生慢性低度炎症和疾病，并可以反作用于衰老细胞及其邻近细胞，加速它们的衰老，这就是衰老相关分泌表型。SASP与一些疾病密切相关，比如心血管疾病、肝癌、肝纤维化以及糖尿病、慢性肾病、关节炎、骨质疏松症、癌症等。科学家们通过清除小鼠的衰老细胞延缓了其衰老，并且发现老年相关疾病的发病率也降低了。这也证明了衰老细胞以及SASP在衰老过程中发挥的重要作用。

那么该如何清除衰老细胞呢？一个重要的科学发现是，科学家通过将达沙替尼（Dasatinib）和槲皮素（Quercetin）联用，能够选择性地清除小鼠体内的衰老细胞，延缓其衰老。这种联用方式被抗衰老领域内的人称为“D+Q”，在多项研究中已被验证有效。同时目前已经发现有多种可以清除衰老细胞的小分子化合物，比如拉米夫定、雷帕霉素。而清除方式主要有两种，一种称为“衰老细胞裂解”，指的是诱导衰老细胞的凋亡或者选择性地清除衰老细胞；另外一种方式称为“衰老细胞分泌表型抑制”，指的是通过抑制衰老相关分泌表型的分泌因子，从而抑制衰老细胞对其他细胞的毒害作用[56]。

人们往往认为细胞衰老就代表着身体的衰老，其实不然。当组织耗尽了再生能力，各种损伤累积加速了老化时，细胞衰老作为一种有益的代偿反应，阻止了损伤范围的扩大。细胞衰老的机制非常复杂，适度增强衰老诱导的肿瘤抑制途径可延长寿命，同时，在早衰模型实验条件下消除衰老细胞，可延迟衰老相关的病理变化。所以，细胞衰老是一把“双刃剑”。

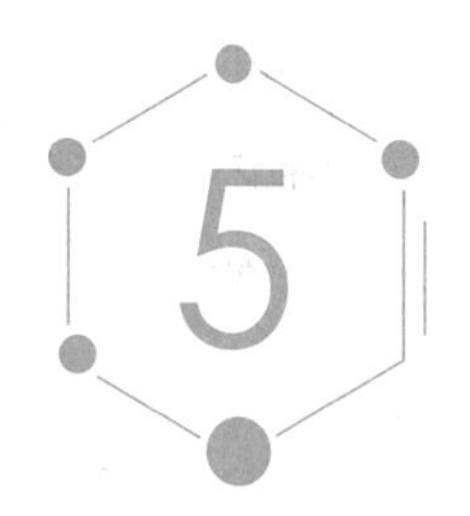

5 步入“老龄化社会”的干细胞

组织再生能力的下降是衰老最明显的特征之一。当各种干细胞的产生速度小于干细胞分化成终末细胞补充细胞丢失的速度，就会发生干细胞耗竭，这有点像人类社会中的老龄化。而干细胞耗竭又会引起下游终末分化细胞的短缺，引发各种衰老相关的疾病[57]。

一个典型的例子是人的造血干细胞的耗竭。有研究发现造血干细胞在人的一生中不断地、缓慢地累积基因突变，到了70岁后造血功能会急剧恶化。65岁以下人群的造血功能有着高度的克隆多样性和稳定性，具有数万个造血干细胞或多能祖细胞，分裂出各种人体所需的红细胞和白细胞，且每个干细胞的贡献大致相等。相比之下，70岁及以上人群的造血功能的克隆多样性则显著下降，主要“干活”的干细胞甚至不足20个，大大降低了克隆的多样性[58]。

药物干预可以改善干细胞功能，比如雷帕霉素可以通过抑制mTORC1（哺乳动物雷帕霉素靶蛋白复合体1）改善表皮、造血系统和肠道中的干细胞功能。除此之外，有研究表明，激活DNA损伤修复通路和端粒酶、抑制活性氧自由基、热量限制、白藜芦醇、NAD^+等，都能延缓干细胞的衰老，促进机体健康[59]。

干细胞耗竭是多种老化相关损伤的综合结果，其可能是组织和器官老化的罪魁祸首之一。

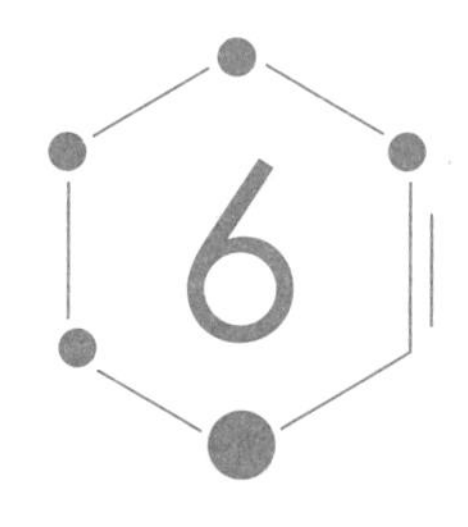

细胞间的“交流障碍”

细胞间通讯是指细胞和细胞之间通过某种机制实现信息互通和相互影响的过程。除了细胞自主的改变之外，衰老还涉及细胞间通讯水平的变化。前文提到衰老细胞的分泌表型，其实就是细胞之间信息交换的一种方式。

细胞间通讯将细胞内在固有的特征和其他细胞的共同特征关联起来，同时把人类自己的基因组与我们休戚相关的微生物之间的双向通讯关联起来。

随着年龄的增长，炎症反应逐渐增加，身体对病原体和癌前细胞的免疫监测能力下降，细胞外环境的组成也发生了变化，神经激素信号（比如肾素-血管紧张素、肾上腺素、IGF-1）在衰老过程中趋向于失去正常的调控，使细胞间产生“交流障碍”，从而导致了机体的生态失调。

在这方面的研究主要集中在寻找促衰老或抗衰老的信号分子、细胞间不同通讯系统（短期和长期）的作用以及评估衰老过程中对细胞外基质产生破坏作用的相关因素。

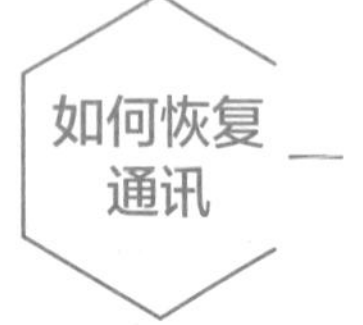

恢复衰老过程中存在缺陷的细胞间通讯有多种方法，包括遗传、营养或药物干预。在这方面，限制性饮食的作用非常值得关注。此外，长期服用阿司匹林等抗炎药可能会达到类似作用。

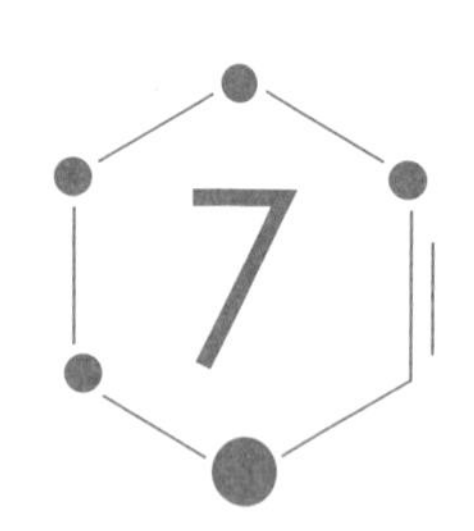

线粒体缺陷学说——平衡的艺术

氧自由基学说、线粒体DNA损伤学说、自由基理论、氧化缺陷学说这四个名词说的基本上是一件事。自由基理论由德纳姆·哈曼（Denham Harman）教授于1956年提出。哈曼在对实验动物的辐射研究中，找到了电离辐射对人体最致命的元素——自由基，并且还发现辐射所导致的症状竟与衰老过程中出现的病状有许多共同之处，由此他提出了自由基理论，认为“自由基正是致衰的元凶”。

7.1 线粒体DNA损伤学说

线粒体被称为“细胞能量工厂”，是细胞制造能量并进行有氧呼吸的主要场所。每个细胞中都有数量不等的线粒体，需要能量越多的细胞，通常线粒体的数量也就越多。线粒体占整个细胞重量的十分之一，是最重要的细胞器之一。

正常的线粒体在工作时会产生活性氧自由基，其能够损伤线粒体DNA，减少ATP（腺嘌呤核苷三磷酸）的合成，造成其他生物大分子（比如泛醌）损伤等一系列过程。这些损伤又会反过来影响线粒体的功能，使线粒体功能缺陷，从而产生更多的氧化损伤，构成一个恶性循环。这就是衰老的线粒体DNA损伤学说的核心思想和理论。**随着年龄增长而发生的渐进性线粒体功能缺陷会使活性氧自由基的产生增加，进而导致线粒体进一步恶化和细胞整体的损伤。**而且，这种线粒体缺陷可以遗传。一项研究显示，有线粒体缺陷的转基因小鼠会出现早衰现象，并且寿命缩短了一半[60]。

但是，最近有研究发现，并不是所有的实验结果都支持线粒体DNA损伤学说。在一些动物实验中，活性氧自由基水平升高，寿命反而更长；而把活性氧自由基消除后，寿命会缩短。裸鼹鼠是一个比较典型的例子。小鼠最长寿命是3年，裸鼹鼠的寿命却能够达到30年，是小鼠的10倍。研究发现，裸鼹鼠体内的氧化损伤水平远高于小鼠[61]。

同时，一些我们熟知的抗氧化剂，比如维生素E、维生素C、褪黑素等，在一些实验中并不能使所有模式生物的寿命延长，有时反而会减寿。在两个大型人群的队列研究中发现，补充维生素C和维生素E的老年人群，心血管疾病的发病风险反而上升，其寿命也有所影响[62-63]。所以，如非必要，建议不要轻易补充抗氧化剂，并且应该在医生指导下补充。

前面提到的哈曼教授，服用了超30年的大剂量硫辛酸（抗氧化剂），在90岁时还坚持工作，享年98岁。这种个例虽然无法证明一定是抗氧化剂的功劳，但是依然给抗氧化剂的使用提供了巨大的动力。这也提示，衰老是十分复杂的，单一理论无法解释衰老，更不可能通过某一种方式就能干预衰老的各个方面。

线粒体被活性氧自由基等损伤后，主要是通过以下两个方面影响衰老进程的：一是线粒体对干细胞的功能影响，二是线粒体毒物兴奋效应。

休眠期的干细胞在活性氧自由基水平下降时会倾向于自我更新，而在活性氧自由基水平上升时会进行分化。但是当活性氧自由基水平升高到一定程度，干细胞就会加速分化从而导致干细胞耗竭；而当干细胞内的活性氧自由基水平非常低时，就会导致干细胞死亡。这是一个动态平衡。所以当我们补充过多的抗氧化剂，使细胞内的活性氧自由基水平降得过低，就有可能会导致干细胞的死亡。

7.2 线粒体毒物兴奋学说

我们用一个例子来说明线粒体毒物兴奋学说：运动后，骨骼肌线粒体的活性氧自由基增加，它虽然对细胞是有毒的，但能诱导一系列基因表达，改善胰岛素抵抗[1]和内源性活性氧防御，最终降低疾病风险。这个学说指出，通过降低胰岛素通路[2]的活性、限制热量、运动、保持适当的压力等，可以激活线粒体毒物兴奋效应，从而增强机体的抵抗能力，延长寿命。

线粒体受到的压力大小与衰老的关系并不是线性对应的。当压力较低时，会激活线粒体毒物兴奋效应，这有利于健康和寿命延长。当压力升高后，会激活线粒体的自噬及其融合和分裂。线粒体自噬是细胞自噬装置对线粒体的靶向吞噬和破坏，比如溶酶体吞噬线粒体，这是控制线粒体质量的主要机制。而当压力再次升到一定水平后，会引起细胞凋亡，对机体造成损伤。

---

1 胰岛素抵抗：指各种原因使胰岛素促进葡萄糖摄取和利用的效率下降，机体代偿性地分泌过多胰岛素以维持血糖的稳定。

2 胰岛素通路：通过胰岛素通路，胰岛素增加脂肪和肌细胞对葡萄糖的吸收，减少肝脏中葡萄糖的合成，参与维持葡萄糖稳态。胰岛素通路受禁食状态、压力水平和激素的影响。

总的来说，线粒体工作时产生的活性氧自由基会引起线粒体DNA的损伤和突变等一系列反应，造成线粒体功能损伤，从而影响干细胞功能，引起线粒体的自噬、炎症反应，以及毒物兴奋效应等。

那么如何保护线粒体呢？保持适度的运动和压力、适量的热量摄入，避免有害环境（比如长时间曝露在紫外线下），还有睡眠。睡眠可以从多个方面影响线粒体的功能恢复。有科学家总结：饮食、运动和睡眠是保护线粒体的“三大法宝”。

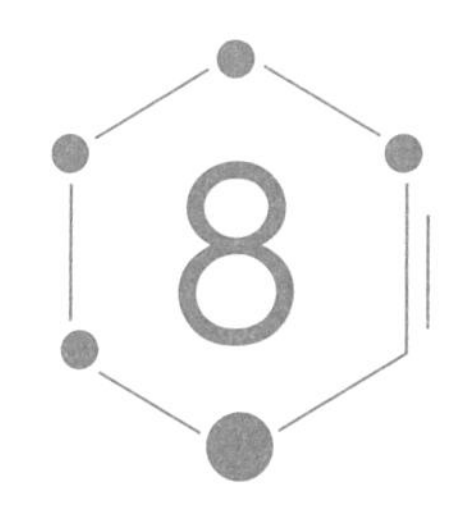

营养感应失调

营养感应失调是指身体对能量物质（比如葡萄糖等）的感应机制出现了问题。要说明营养感应信号通路与衰老的关系，需从“生长轴”开始说起。

生长轴是指哺乳动物体内从下丘脑-垂体-靶器官，由一系列激素及其受体所组成的神经内分泌系统，用来调节身体代谢。其中最重要的是垂体前叶产生的生长激素（GH）及胰岛素样生长因子1（IGF-1）。IGF-1的细胞内信号通路与由胰岛素诱导的信号通路相同。因此，二者也被称为胰岛素 / IGF-1信号通路（IIS），是广泛得到验证的衰老调控信号通路。在人类和模式生物中，降低GH、IGF-1受体、胰岛素受体或下游细胞内效应器功能的遗传多态性或突变与长寿有关，这也进一步说明了生长轴对寿命的影响。

胰岛素 / IGF-1信号通路（IIS）

有研究已经证明，在不同水平上减弱IIS通路的信号，可以持续延长蠕虫、果蝇和小鼠的寿命。但有研究发现，正常衰老期间以及早衰小鼠模型中的GH和IGF-1水平也下降了。这就出现了一个矛盾点，IIS通路的下调是生理老化和加速老化的共同特征，而特定的IIS下调可以延长寿命。这个矛盾点可以在一个统一的模型下进行解释，即IIS下调是一种防御反应，目的是在出现系统性损伤的情况下使细胞生长和代谢最小化。根据这一观点，IIS持续下调的生物体可以存活更长时间，因为它们的细胞生长和代谢率较低，所以导致细胞损伤率较低。

其他营养传感系统

除了参与葡萄糖感应的IIS通路外，还有三个相关又相互关联的营养传感系统需引起我们的关注：mTOR（哺乳动物雷帕霉素靶蛋白）[1]，能感应高氨基酸浓度；AMPK（腺苷酸活化蛋白激酶）[2]，能检测能量代谢来感知低能状态；Sirtuin能检测高NAD^+水平来感知低能状态。

mTOR激酶是两种多蛋白复合物mTORC1和mTORC2的组成部分，这两个复合物基本上可以调节合成代谢的各个方面。模式生物中mTORC1基因活性的下调延长了寿命，并进一步削弱了限制性饮食带来的长寿益处，这表明mTOR的效果与限制性饮食类似。

1 mTOR（哺乳动物雷帕霉素靶蛋白）：是细胞生长和增殖的重要调节因子。

2 AMPK（腺苷酸活化蛋白激酶）：是生物能量代谢调节的关键分子。它表达于各种代谢相关的器官中，能被机体各种刺激激活，包括细胞压力、运动和多种激素，并能影响细胞代谢。

许多研究结果表明，通过IIS或mTORC1通路发出强烈的营养和合成代谢活动的信号是衰老的主要加速器。在衰老过程中，虽然抑制mTOR活性具有积极作用，但其也会产生不良作用，如创伤愈合慢、胰岛素抵抗、白内障等。

另外两个营养传感系统AMPK和Sirtuin的作用方向与IIS和mTOR相反，这意味着它们体现营养缺乏和分解代谢，而不是营养丰富和合成代谢。因此，它们的上调有利于健康衰老。此外，AMPK和SIRT1还可以相互协调共同起作用。

总体来说，目前的研究证据有力地支持这样一种观点：**合成代谢信号加速衰老，而降低营养信号延长寿命**。这意味着饮食和生活方式对衰老有很大影响，缺乏运动、久坐、吃高热量食物，脂肪和蛋白质摄入过量等问题都会通过营养代谢通路加速机体的衰老。而运动、限制热量、均衡饮食等可以干预相关代谢通路来延缓衰老。

目前最有说服力的例子是关于恒河猴的热量限制饮食与衰老关系的研究[64-66]。恒河猴和人类同属灵长类，是用于科学实验的重要品种。过去20年，美国在两个不同的研究中心启动了恒河猴的热量限制实验。

其中一个中心的实验结果发现，限制恒河猴饮食热量的30%能够延长它的平均寿命以及最大寿命。另一个中心的实验结果则发现，限制热量并不能延长恒河猴的寿命。虽然结论截然相反，但是两个中心都发现，限制饮食热量30%大幅降低了衰老相关疾病的发病率，比如肿瘤、胰岛素抵抗、糖尿病以及心血管疾病等。所以，两个中心的结果都支持热量限制可以降低衰老相关疾病的发病率，延长健康寿命。

来自《科学》杂志报道的一项人类研究发现：每天减少常规热量摄入14%的热量限制组在2年后相较对照组的胸腺脂肪更少，功能体积更大。胸腺是免疫细胞T细胞成熟的场所，其体积更大意味着胸腺产生的T细胞更多，热量限制组表现出比对照组更年轻的状态，也拥有更强大的免疫系统。

热量限制饮食延缓衰老的机制，除了通过营养通路外，还会影响DNA损伤修复通路以及肠道的微生物群等。

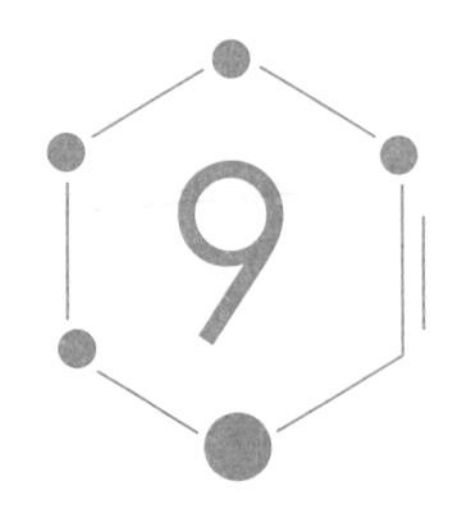

错误折叠的蛋白质

蛋白质是构成生物体的基本物质，也是行使功能的基本单元。因此，蛋白质的状态对细胞是极为重要的。科学研究证明，衰老及其相关疾病与蛋白质平衡关系密切。蛋白质平衡，指的是蛋白质按照细胞的需要进行高效和高质量的合成以及正确折叠。

我们身体的所有细胞都在竭尽所能通过各种机制来保持其蛋白质的稳定性和功能性。细胞有一套复杂的系统协调工作，以恢复错误折叠的蛋白质结构或完全移除和降解这些蛋白质，从而防止其累积，并确保细胞内蛋白质的持续更新。许多研究表明，蛋白质平衡会随着年龄的增长被打破，当细胞内的系统老化，未折叠、错误折叠的蛋白质会持续累积，诱发相关疾病，比如阿尔茨海默病、帕金森病和白内障。

分子伴侣[1] — 很多蛋白质的正确折叠需要分子伴侣的参与才能完成。而这些分子伴侣的合成在衰老过程中会受损。许多模式生物的研究支持了分子伴侣的减少对寿命的因果影响。

蛋白水解系统 — 与蛋白质质量控制相关的两个主要蛋白水解系统，即自噬溶酶体系统和泛素蛋白酶体系统，这两种系统的活性都会随着年龄的增长而下降，这也支持了蛋白质平衡被打破是老年人的一个共同特征的观点。

1 分子伴侣指协助细胞内分子组装和协助蛋白质折叠的蛋白质。

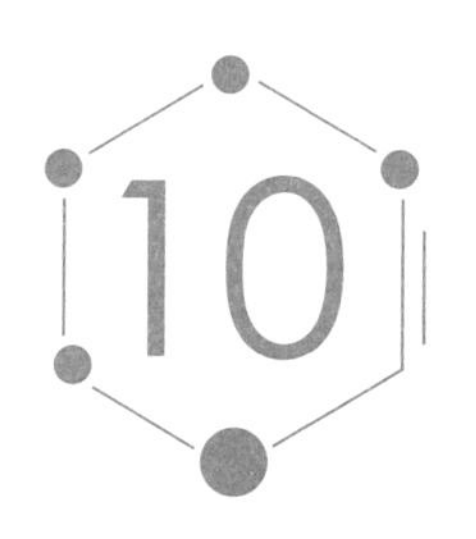

自噬能力衰退，“细胞垃圾”越积越多

细胞自噬（Autophagy）一词来自希腊单词auto-，意思是“自己的”，以及phagein，意思是“吃”。所以，细胞自噬的字面意思就是“吃掉自己”。细胞自噬是身体的重要防御方式，也是应对“出问题”的蛋白质和多肽的手段，可以将其降解并回收利用。

巨自噬（Macroautophagy）是自噬的主要形式，其作用主要是“备荒”与“维稳”。“备荒”指机体面对饥饿或进行有氧运动时，自噬可以降解大分子，维持蛋白质合成和能量产生，使机体得以在恶劣环境或代谢应激状况下保全自身。“维稳”指自噬清除外来的病原体或错误折叠的蛋白质或者聚集物，维持内稳态。

在衰老的过程中，随着自噬相关基因表达的减少，细胞的自噬能力不断衰退。这导致蛋白质聚集体和功能失调的细胞器累积，“垃圾”越积越多，清除病原体的能力下降，炎症进一步加剧，从而加速衰老。

研究发现，细胞自噬能够影响细胞衰老的各个方面。因此如果在衰老机体中激活细胞自噬的能力，就可能延缓衰老。这种方式一般可以通过药物诱导。而一些生活方式的干预，比如热量限制（间歇性禁食）、运动、充足的睡眠等，也都能够提高细胞自噬的能力，从而延缓衰老[67]。

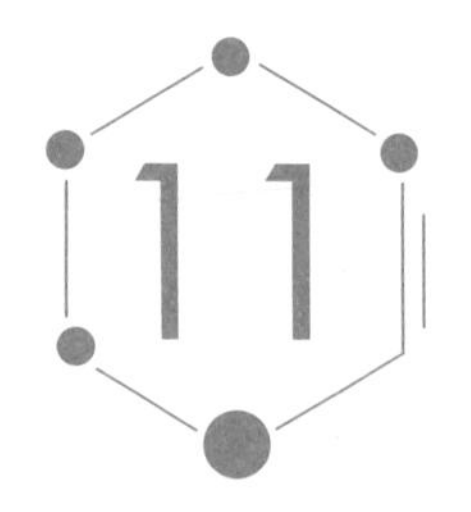

11 不可忽视的慢性炎症

炎症就是平时人们所说的“发炎”，是机体对刺激的一种防御反应，表现为红、肿、热、痛，适当的炎症反应可以帮助身体消除异物，减轻损伤，但慢性炎症往往难以觉察，且会加速衰老的进程。多种因素会引起机体产生炎症反应，比如病毒和细菌感染、营养过剩、肠道微生物紊乱、衰老细胞分泌的促炎细胞因子、有缺陷的自噬反应、细胞的某些代谢产物等。

产生炎症反应之后，细胞就会分泌各种各样的炎症因子，比如白细胞介素-1（IL-1）、白细胞介素-6（IL-6）、肿瘤坏死因子-α（TNF-α）、前列腺素E2（PG2）等。炎症因子的浓度会随着年龄的增长而增加，这也意味着炎症的逐渐增多，从而容易出现全身性以及局部性的疾病，比如动脉粥样硬化、神经炎症、骨关节炎和椎间盘退变。血浆中IL-6水平的升高是老年人群全因死亡率的预测性生物标志物。

衰老和炎症的关系是双向的。在衰老的过程中，炎症逐渐增多，而衰老相关的疾病，也会使机体产生更多的炎症，反过来促进并加速衰老。

抗炎可有效延长健康寿命。有研究表明，抑制炎症因子TNF-α能有效预防肌肉减少症，并改善衰老大脑的认知能力[68]。在日常生活中，摄入富含多不饱和脂肪酸、膳食纤维的食物和积极运动等，可以有效改善慢性炎症[69]。

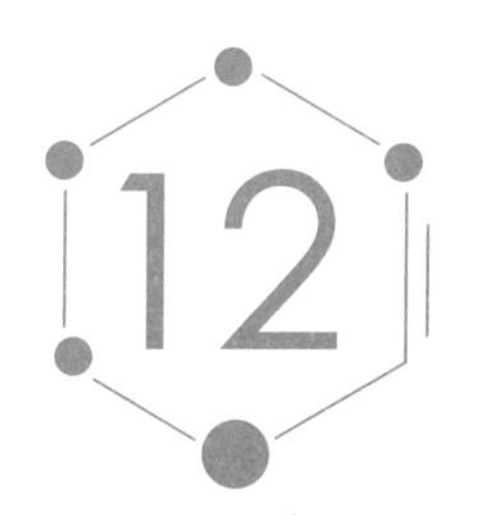

肠道微生物失调

近年来，随着人们对肠道微生物了解的深入，它已经被证实是多种生理过程中的一个关键因素，比如营养物质的消化和吸收、抵御病原体和产生维生素、氨基酸衍生物、胆汁酸和短链脂肪酸（SCFA）等人体必需的代谢产物，肠道微生物还会向周围神经、中枢神经和其他远程器官发出信号，对保持宿主的健康有重要影响。这一领域的进展引起了人们对探索衰老过程中肠道微生物变化的极大兴趣。

由于遗传背景、饮食、生活习惯以及环境的多样性，肠道微生物在个体之间差异很大，所以揭示肠道微生物与年龄相关疾病之间的关系是比较困难的。但通过一些群体水平的研究，科学家发现了在衰老过程中，肠道微生物的结构和活性会逐渐发生变化，最终导致肠道微生物生态多样性总体下降的规律。一项针对百岁老人的研究发现，虽然百岁老人肠道微生物的核心类群（比如拟杆菌属和罗氏菌属）减少，但双歧杆菌属和阿克曼菌属等增加了[70]，这或许可以揭示长寿的秘密。

有研究表明，肠道微生物可以通过与宿主受体结合的代谢产物影响肝脏的炎症反应[71]。高脂饮食会使肠道微生物失调，加重炎症反应，其原因可能是肠道微生物失调会破坏肠道上皮细胞用于维持屏障完整性的微生物代谢产物的产生，使细菌内毒素增加，并引发肝脏中促炎细胞因子的级联反应。

以上，就是科学家们比较公认的十二大衰老标志及其对应的理论，也是微观或者说细胞层面的衰老理论。其中基因组不稳定性、端粒缩短、表观遗传学改变、蛋白质内稳态丧失、巨自噬失活是衰老的基本标志，而且是造成衰老的最基本原因。

细胞发生这些损伤后，就会做出相关反应，包括感知营养的信号通路发生改变、线粒体功能异常、细胞衰老。如果大量细胞同时出现上面的情况，整个身体就会开始出现干细胞耗竭、细胞间通讯改变、慢性炎症和肠道微生物失调，从而引起整个身体状态的变化，也就是能从外貌特征上看出衰老的迹象。

理论上，衰老的十二大标志可以解释所有类型细胞的衰老。同时，每种学说也都不是孤立的，而是协同作用，只是产生作用的程度和主要方面有差别而已。

除了以上这十二大标志外，还有一个特别重要的特征：长寿命大分子的非酶修饰老化，这也是**老化交联理论**。老化交联理论最早由约翰・比约克斯坦（Johan Bjorksten）提出的，该理论假设老化是由于分子间共价键（交联）的累积所致，比如细胞外基质的胶原蛋白和弹性蛋白的交联，晚期糖基化终末产物受体（RAGE）形成的结合物。这种分子间的交联会影响细胞外基质的硬度，从而导致细胞力学感应的问题，并影响细胞的寿命或者组织（器官）的功能。很多科学家认为**细胞外基质老化**可能比细胞老化更重要，因为细胞具有修复或去除受损蛋白质和组织的有效机制，细胞外基质却没有。此外，有研究表明，在适当的环境中，细胞的寿命可以显著长于动物的最大寿命。移植到老年鼠大脑中的小鼠神经元的寿命比小鼠的最大寿命长38%，而移植到年轻鼠体内的小鼠红细胞造血干细胞的寿命可以超过3000天，几乎是小鼠最大寿命的3倍。也就是说，细胞外基质的老化很可能是寿命缩短的原因之一。

细胞外基质主要由胶原蛋白和弹性蛋白组成。这两种蛋白质都拥有相当长的寿命。弹性蛋白是一种高度稳定的分子，其寿命与人类寿命相当。但是任何随着年龄和疾病发生的蛋白质损伤基本上都是不可修复的，而且这些蛋白质的长寿命使其极易受到非酶修饰的负面影响。

随着年龄的增长，弹性蛋白和胶原蛋白的含量降低，细胞外基质硬化，使组织弹性下降。有科学家认为，弹性蛋白含量的降低设定了人类心血管系统和肺的功能上限为120岁。

人类对于衰老的了解其实是非常粗浅的，目前已经明确的理论到底能在多大程度上解释衰老还不清楚，很多问题依然有待解决。但是，通过这些理论，我们可以去理解干预衰老的方法，这也许是衰老理论的实际意义。

PART 3

万象之源
——基因与遗传

> **何人不衰老，我老心无忧。”**
>
> ——〔唐〕白居易《老热》

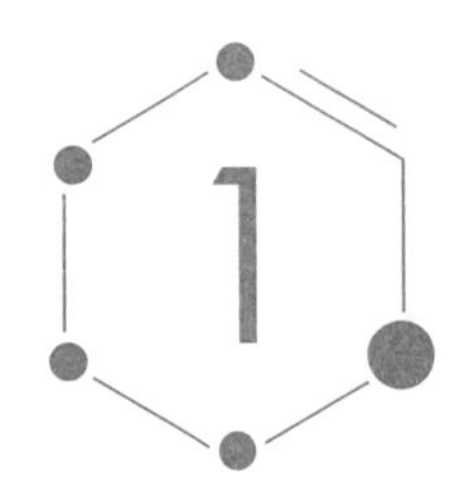

寿命竟然可以遗传

人体各项功能都受遗传基因的影响。**基因是生命的根源，也决定着我们的健康寿命，其中隐藏着长寿的秘密。**如果基因里有一类“长寿基因”，那么人们肯定希望长寿基因一直保持活跃，这无疑是延长寿命最直接的方法。有研究发现，长寿老人往往拥有独特的基因背景（存在某些基因突变），使其相较一般人拥有更长的寿命。这种突变的基因就被称作“长寿基因”。长寿基因最先指的是FOXO3A基因，其普遍存在于百岁老人中，并且基本不受人种限制。现在，长寿基因泛指一切在长寿人群中常见的突变基因。

FOXO3A基因和APOE基因是人类最主要的“长寿基因”。这两个基因一个调控血脂代谢，一个保障细胞的抗压生存能力，当它们其一或二者皆发生有益突变时，可使人的寿命突破100岁。

1.1 隐藏在人体内的长寿基因

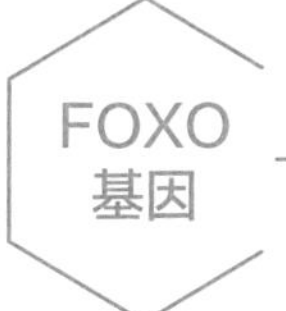

目前已知哺乳动物中FOXO家族有4个成员，其中研究最多的是FOXO3A基因，其定位于6号染色体，编码673个氨基酸。并且在人体内分布广泛，比如胃、肠、肝、肺、乳腺、卵巢、前列腺等。FOXO3A基因被认为可以调节细胞凋亡并有抑癌作用。此外，它还参与营养感应、IGF-1调节和氧化应激反应等。多项研究都发现FOXO3A基因与长寿有关。FOXO3A基因上的一个位置特别重要，研究发现这个位置上原来的胸腺嘧啶被鸟嘌呤取代后受试者的健康状况更好，高龄人群中鸟嘌呤出现的频率更高，且不分地区和性别。

APOE
基因

APOE基因编码的ApoE（载脂蛋白E）是人体载脂蛋白之一。载脂蛋白是血浆脂蛋白中的蛋白质，能够结合和运输血脂到机体各组织进行代谢和利用，在血液脂质代谢中有重要作用。APOE基因位于19号染色体，有3种常见的ApoE等位基因，分别为e2、e3和e4，分别编码载脂蛋白E亚型E2、E3和E4。E2和E4均与血浆甘油三酯浓度升高有关，在脂蛋白代谢中起重要作用。心血管疾病是人类最主要的致死原因，因此APOE基因也就对寿命产生了重要影响。

IGF-1R
基因

IGF-1R基因编码胰岛素样生长因子1受体（IGF-1R），属于酪氨酸激酶受体家族。前文提到过的IGF-1是一种指示生长和合成代谢活动的激素，在分子结构上与胰岛素类似，在生长发育的合成代谢中有重要作用，可引起骨骼肌或其他组织的过度增殖。生长激素水平通常会随着年龄的增长而下降，因此受生长激素调节的IGF-1也会随之下降。IGF-1R作为IGF-1的受体，对其发挥作用起关键作用。缺失IGF-1R的小鼠在发育中会体重急剧下降并死亡，这证明了该受体对生长的促进作用，也显示了对寿命的巨大影响。

CETP基因

CETP基因是编码胆固醇酯转运蛋白（CETP）的基因，胆固醇酯转运蛋白是血浆中的一种糖蛋白，它能够把胆固醇酯从高密度脂蛋白转运到中间密度脂蛋白、低密度脂蛋白和极低密度脂蛋白，并交换甘油三酯等，在调节血液中高密度脂蛋白的含量和组成方面有重要作用。与寿命相关的一个CETP基因位点是I405V，此位点A/G的转变会导致血浆CETP活性下降。G等位基因与更长的寿命、更低的阿尔茨海默病发病率和更高的高密度脂蛋白水平相关。

IPMK基因

IPMK基因是肌醇多磷酸激酶（IPMK）的编码基因。IPMK将肌醇三磷酸（IP3）转化为肌醇四磷酸（IP4），IP4再转化为肌醇五磷酸（IP5），这种信号分子的增加后会使细胞内钙离子的浓度提高，影响细胞增殖和mTOR信号通路等，这对细胞的寿命非常重要。同时，IPMK基因在大脑神经可塑性以及调节免疫系统中的Toll样受体（TLR）方面也很重要。

TP53基因

TP53基因编码一种肿瘤抑制蛋白，是与癌症相关的重要基因。很多科学家认为，大象之所以长寿，很大程度上是因为大象有20个拷贝的TP53基因，而人类只有一个拷贝。人类的这个基因如果突变，患癌的概率会上升，而大象中的TP53基因拷贝多，一个突变了还有其他拷贝来弥补，因此患癌的概率大大下降。

IL-6
基因

IL-6基因编码的白细胞介素-6（IL-6）是一种炎症细胞因子。IL-6作用的靶细胞很多，包括巨噬细胞、肝细胞、静止的T细胞、活化的B细胞和浆细胞等，其生物效应也十分复杂。从调节免疫的角度看，当身体需要对抗病原体时，“发炎”是好的，而平时过度的炎症反应是有害的，尤其是慢性炎症。因此，IL-6在长寿中之所以重要，主要因其在免疫调节中的重要作用。

CYP2B6
基因

CYP2B6基因编码的CYP2B6蛋白是一种解毒酶，是细胞色素P450酶家族的一员。该酶对各种药物的代谢以及胆固醇合成都很重要。虽然CYP2B6蛋白在肝脏中的含量不高，但是其作用底物的种类很多，所以被认为是肝脏解毒的关键酶之一。科学研究已经证实，不同基因型的CYP2B6表达量在个体间有20~250倍的差异，这证明了不同基因型解毒能力的差别，而这些差别也会影响寿命。

COMT
基因

COMT基因编码儿茶酚-氧位-甲基转移酶（COMT），是儿茶酚胺代谢的主要酶类，在人体内广泛存在。在镁离子存在的条件下，COMT催化儿茶酚胺第3位羟基甲基化，参与儿茶酚胺代谢。儿茶酚胺包括多巴胺、去甲肾上腺素和肾上腺素及它们的衍生物。不同基因型变体的产物的作用效率存在数倍的巨大差异，从而造成这些激素不同的影响。COMT直接影响应激反应和各种感受，因此其对寿命也有较大的影响。

基因的作用机制十分复杂，看起来是同一个基因的突变，但有些突变可以致癌，而有些突变则可以让人类长寿。关于长寿基因的研究，除了上面介绍的这几种，也有关于辅助长寿基因的研究，比如复原能力的遗传。

近些年有研究认为，通常在40岁前，遗传对寿命的影响占15%～25%，此时生活习惯因素占非常大的比重，换句话说，年轻时爱不爱惜身体对寿命的影响很大。40岁以后，随着年龄的增长，遗传因素的比重变得越来越大。一项研究显示，百岁老人的长寿原因中遗传因素占70%[72]，也就是说，活到这个岁数，基因就是主要的影响因素。

1.2 长寿相关的遗传位点——单核苷酸多态性

单核苷酸多态性（SNP），是指由于单个核苷酸A、T、C或G改变而导致的DNA序列多态性。例如，来自一对同源染色体的两个DNA片段，即AAGCC TA到AAGCT TA，存在单个核苷酸差异，这时我们说有两个等位基因[1]：C和T。几乎所有常见的SNP只有两个等位基因。

据估计，在人类基因组中，大约每千个碱基中有一个SNP，是分布最广泛的分子标记，一个基因可能有几百甚至几万个单核苷酸。近些年，随着越来越多的研究发现长寿与SNP的关系，SNP引起的遗传影响也越来越受重视。

科学家们开展了一系列关于长寿相关的SNP研究，主要包括丹麦、英国、德国的百岁老人研究，双胞胎的长寿相关SNP研究等[73]，发现的SNP位点数也在不断增加，目前已超百个。可以延长寿命的SNP被发现主要位于TP53基因上，这个基因我们在前文也有提到，TP53基因翻译的p53蛋白是细胞生长、增殖和损伤修复的重要调节因子。所以，TP53基因的SNP对细胞在修复机制中的重要作用对寿命有着深远影响。

1.3 该如何对待自己的基因

基因特征的“优劣”似乎是最不公平的特征，特别是在智力和寿命方面，

1 等位基因指位于一对同源染色体相同位置上控制同一性状不同形态的基因。

天赋异禀的人生来就能获得别人经过一生的努力也无法获得的优良性状。但是，我们也要看到基因与环境是相互作用的。所以，当我们说某种基因是“优质基因”时，要考虑环境的筛选作用，环境是不断发生变化的。我们的基因，无论优劣，都有可能在某种环境下发挥“优势”。

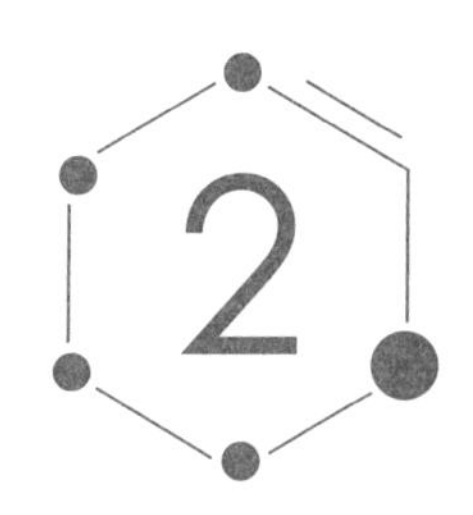

线粒体遗传与衰老

前文提到，线粒体是细胞中制造能量并进行有氧呼吸的主要场所，它负责着生命活动的能量来源，是为人体提供能量的“工厂”。人体吸入的氧气90%以上都被线粒体用来制造能量。

线粒体是一个很特殊的细胞器，它是细胞里唯一一个细胞核外的遗传系统，但因其基因组大小有限，不能完成自我复制等过程，所以是一种半自主细胞器。

大多数真核细胞拥有线粒体，但它们各自拥有的线粒体在大小、数量及外观等方面上都有所不同。有的细胞拥有数千个线粒体，有的则只有1个线粒体。

在人类细胞中，线粒体的平均寿命约为10天，每个线粒体至少会分裂一次生成一个新的线粒体。线粒体突变的水平会随着年龄的增长而增加。然而，由于一个细胞中存在多个突变的线粒体，单独确定某一个突变对线粒体的影响变得十分困难。目前一般认为，任何致病的线粒体DNA突变需要达到60%以上甚至接近90%，才能被明确定义为致病突变[74]。

线粒体DNA突变会影响衰老速度。科学家们通过线粒体DNA突变的小鼠模型发现，突变小鼠的寿命缩短了，还出现了一些明显与年龄相关的表型，比如白发和脊柱后凸畸形。因此，线粒体DNA突变可以很大程度上加快哺乳动物的衰老，这在携带线粒体基因突变的人身上也很明显。事实上，在线粒体DNA中存在300多种病理变化，这些突变与多种疾病的发展有关，比如帕金森病等[75]。

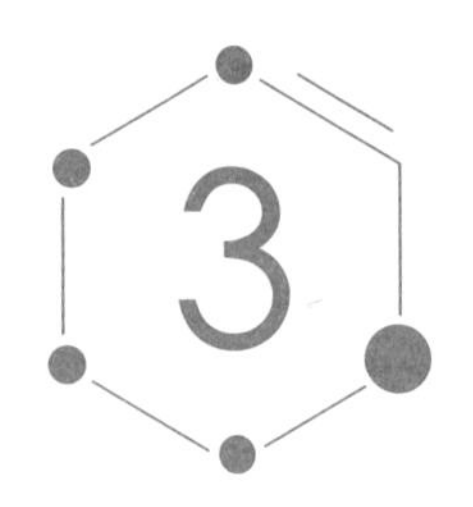

Y染色体的丢失

根据世界卫生组织发布的《2022世界卫生统计报告》，女性的平均寿命比男性长出4.8年，在超过110岁的长寿人群中，女性也占了大多数。这似乎让我们有了“难道男性的Y染色体会影响寿命”的看法。

人类Y染色体只含有数十个基因，大部分区域具有异染色质[1]的性质。相比之下，人类的另一条性染色体——X染色体，包含了数千个基因。一些科学家曾提出“无保护的X染色体”假说来解释男性寿命普遍更短的现象。由于Y染色体

---

1 异染色质：指在细胞周期中具有固缩特性（细胞死亡时细胞核的内含物凝集成致密状态）的染色体。异染色质分为结构性异染色质和功能性异染色质。结构性异染色质是指在整个细胞周期内处于凝集状态的染色质，多位于着丝粒区、端粒区，含有大量高度重复顺序的DNA（称为卫星DNA）。功能性异染色质只在一定细胞类型或在一定发育阶段凝集，比如女性含一对X染色体，其中一条始终是常染色质，但另一条在胚胎发育的第16～18天变为凝集状态的异染色质，形成染色较深的颗粒，称为巴氏小体。

比X染色体小，它无法阻止X染色体上的有害隐性基因表达，这对男性的健康造成了威胁，使寿命缩短。

另一些科学家把目光放在了Y染色体异染色质上。在进行了大量研究后，科学家在多种模式生物中发现当个体开始衰老时，Y染色体上大范围的异染色质会因为失去修饰而“消失”，或者说变成了常染色质。这也意味着在异染色质中此前“沉睡”的、高度重复的基因序列如跳跃基因（即转座子）开始“苏醒”，表达量大大提高。这些跳跃基因的移动会导致基因突变，且这种突变通常是有害的。因此在长期的自然选择和演化中，这些跳跃基因被锁定在异染色质区域内，使其无法移动并得到表达。但当衰老使得这种抑制效应消失时，这些有害的影响恐怕就难以避免了[76]。

从上面这些研究看，Y染色体并不是衰老的原因，而是在衰老过程中发生了变化，而这些变化会反过来促进衰老以及诱发一些疾病，加速衰老。

PART 4

对抗衰老，打造长寿体质

> **“年年岁岁花相似，岁岁年年人不同。”**
>
> ——〔唐〕刘希夷《代悲白头翁》

如果我们仔细观察身边的老年人，不难发现，有些80岁的人还可以做引体向上，而有些人虽然不到70岁，生活已无法自理。和我一样40岁的中年人群，有些人看起来像50岁，有些人还停留在30岁的样子。这些例子都告诉我们，生物学衰老的速率是高度个体化的，只靠年龄去看待衰老是不完整的。虽然科学家们还在使用统计学方法来进行群体水平的年龄和衰老程度的体征研究，但是用平均化的群体数据来看待个体的特征是不可取的，因为我们每个人的衰老进程是不同的。

对待衰老，我们只有两个想法：顺其自然或者主动延缓，几乎没有人愿意加速衰老。因此，准确地测量自己的生物学年龄以确定衰老的程度和速度，在指导我们花多少金钱和精力来延缓衰老是十分重要的。通常，衡量一个生物学特征需要用到生物标志物[1]。美国衰老研究联合会（AFAR）认为，一个既有用又准确的年龄相关生物标志物必须具备以下条件。

- 必须能够预测衰老速率。换句话说，该标志物应该能准确反映一个人处在生命中的哪一阶段。它必须能比实际年龄更好地预测衰老。
- 必须能够监控衰老的基本进程而不受疾病的影响。
- 必须是在不伤害机体的情况下能够反复测定的指标，比如血检或影像检查。

---

1 生物标志物：指可以标记系统、器官、组织、细胞、亚细胞结构或功能的改变或可能发生的改变的生化指标。生物标志物具有非常广泛的用途，可用于疾病诊断、判断疾病分期，或者用来评价新药或新疗法在目标人群中的安全性及有效性。

- 必须对人体和实验动物（如小鼠）均有效，以便可以在人体验证之前，先在实验动物中进行检测。

这里我们先解释两个概念：内源性衰老速度和外源性衰老速度。内源性衰老速度可以理解为由遗传基因引起的衰老速度，这个通常可以非常准确地测量。而环境、饮食以及生活习惯等非遗传因素引起的衰老速度，我们称之为外源性衰老速度。没有哪两个人会在相同长度的时间里曝露于相同的环境中，从而产生相同的表型。这就像古希腊哲学家赫拉克利特（Herakleitus）说的："人不能两次踏入同一条河流。"如果将环境因素的组合及相互作用纳入衰老速度的影响分析，那组合数几乎是无限的。因此，测量外源性衰老速度对个体衰老的影响极其困难。

相同环境对不同年龄的同一个体的表型的影响也是不同的，这是一个动态过程。胎儿到大约3岁时，身体的各项功能不断发育，但必须依靠他人的照顾才能生存。这段时间，环境对身体的塑造能力是超乎我们想象的。

人类胎儿的发育可以分为两个阶段：一个阶段主要受基因型[1]的影响，另一个阶段是基因和环境相互作用。胎儿发育的最初8周主要形成一些基本组织、器官和人体特征，是基因型的表达。在这一时期，子宫内环境改变会直接导致胎儿出生时的基因异常或死亡。从第9周到出生后的这段时间是快速生长的阶段，其特征是快速持续的细胞分裂。这时，营养、氧供应和代谢废物的清除等非遗传因素发挥重要作用，人的个体特征逐步形成。

"成人疾病的胎儿起源"是指在考虑个体衰老速度和成人疾病时，将胎儿发育作为一个变量来进行研究。世界卫生组织推广的"生命早期1000天"的重要作用，也是基于"成人疾病的胎儿起源"理论。"生命早期1000天"是指从女

---

1 基因型：指某一生物个体全部基因组合的总称。它反映生物体的遗传构成，即从双亲获得的全部基因的总和。"基因型"也指一个特定基因的2个等位基因；基因型用字母Bb表示，其中B代表显性基因，b代表隐性基因。

性怀孕的胎儿期（280天）到宝宝出生之后的2岁（720天）共计1000天的时间，世界卫生组织将其定义为一个人生长发育的“机遇窗口期”。很多研究发现，“生命早期1000天”的营养对于婴幼儿发育及其以后的身体素质情况有密切关系，会影响其一生的健康走向。婴幼儿早期的肠道菌群甚至也会影响未来肠道菌群的组成和免疫系统的发育。

在个体发育逐步进入能够独立生存的儿童期之后到青春期之前，每个个体承担的基因传承的需求将占据主要地位，此时进入最能抵御外界不利环境的生理阶段。心血管疾病、糖尿病、癌症等发病率低，物理伤害（如骨折）的恢复也非常快。个体的表型差异还没有充分表现出来，让我们能相对准确地通过简单的方法测定发育情况，比如身高及体重的测定。

20世纪70年代到80年代，英国临床流行病学专家大卫·巴克（David Berker）教授制作了两张1910至1930年间出生的16000名英国地区新生儿死亡率地图和心血管与慢性病死亡率地图，经过比对发现，婴儿死亡率很高的贫穷地区，其心血管疾病死亡率也很高，而导致婴儿死亡率高发的原因主要是由于贫困导致的营养匮乏。后来他通过不断的研究发现，在缺乏营养下成长的孩子在成年后得慢性病的概率也很高。同时，动物实验也证明了类似的结论。

除了营养因素，对于衰老而言，选择不同的环境也会有不同的效果。前文提到的皮肤衰老尤其能说明这一点。虽然皮肤衰老内在因素的根本还是由基因决定的，但是环境也发挥着重要作用，比如光老化。生活在经常可以接触强烈阳光区域的人，皮肤受损、产生皱纹的风险会比生活在经常有云层覆盖区域的人要大得多。那么接下来的问题是，皮肤衰老多大程度上是受遗传因素的影响，多大程度上是受环境因素影响呢？目前来看，遗传是基础，而环境的作用因人而异。

生活方式的选择对机体的衰老也起至关重要的作用，比如是否坚持运动和戒烟限酒等。合理膳食和运动除了能够影响体重外，也可以减慢心血管系统、神经系统和骨骼系统的衰老带来的功能性衰退，延缓或预防心脏病、糖尿病、骨质疏松症和某些癌症的发生。而这些影响到底有多大，与遗传因素的相互作用究竟如何，无疑需要更精确的测量和比较。

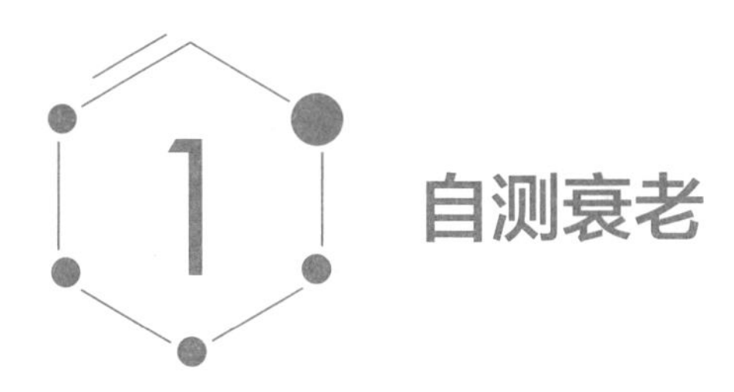

1 自测衰老

在群体水平统计分析年龄相关的特征变化，对于婴幼儿阶段是非常有用的。但是随着年龄的增长，遗传和环境因素的相互作用越来越复杂，就很难再用群体统计的数据来说明个人的情况了。而一切衰老，都是从细胞到组织器官再到整体，那么能不能通过生物学的方式来测量细胞年龄，以此来评估个体的年龄呢？答案是肯定的。

1.1 端粒的测量

人体细胞内有92个端粒，其在每条染色体上的长度都是不同的。端粒随着细胞的衰老而缩短，所以我们可以通过测量端粒的长度来评估细胞年龄。

平均而言，端粒在白细胞中最短，在睾丸中最长。在大多数组织中，年龄与端粒长度成负相关。

在端粒的检测技术中，有经典的端粒末端限制性片段分析法，有比较常用的荧光定量PCR（聚合酶链式反应）法，也有更加精准的多基因表达的定量检测法，以及基于流式细胞分析仪的流式-荧光原位杂交法，这些方法各有优势[77]。

如果你想检测自己的端粒长度，我建议不要以单个检测结果为依据就判断细胞年龄。因为每个人的端粒长度的起点是不同的，单次检测只能用个人的数据去对比群体平均的数据，这样的判断可能无法很好地代表个人情况。可以进行多个数据点的采集和对比，绘制属于自己的端粒随时间变化的曲线，通过端粒缩短的速度了解自己衰老的速度，这或许是更可取的方法，也可以为抗衰老提供更科学的依据。

举个例子

如果一个人在35岁时端粒长度为7500bp，每年磨损90bp，那么到65岁时，他还有7500bp-90bp×30年=4800bp；如果另一个人35岁时端粒长度为7000bp，但是每年只磨损80bp，那么当他65岁时，端粒的长度就还有7000bp-70bp×30年=4900bp。从端粒的长度上看，起始时二人相差至少5年寿命（35岁时二人的端粒长度差距为7500bp-7000bp=500bp，每年磨损按照90bp计算），而到30年后，端粒长度起始短但是磨损慢的人，反而还多出1年寿命（65岁时二人的端粒长度差距为4900bp-4800bp=100bp，每年磨损按照90bp计算）。

1.2 表观遗传学时钟

我们在前文提到过表观遗传学时钟，其通过追踪DNA甲基化的改变计算细胞年龄，是一种重要的检测细胞衰老的技术。科学家们已经使用表观遗传时钟实现了多项功能。

表观遗传学时钟从细胞的表观遗传学细胞图谱发展而来，最早是由史蒂夫·霍瓦特（Steve Horvath）开发的“泛组织时钟”，这种表观遗传学时钟使用DNA甲基化生物芯片检测技术，检测了51种不同的健康组织和细胞类型，通过比较不同年龄和疾病状态下个体不同组织类型的甲基化状态，总结出了353个胞嘧啶-磷酸鸟嘌呤（CpG）位点，构成了染色质状态和组织变化方面的衰老时钟。

经历了几代的发展，表观遗传学时钟的功能也在不断扩展，现在已经可以预测健康寿命和寿限，冠心病、癌症等的患病时间，以及脂肪肝、内脏脂肪过多和绝经年龄等健康风险。下图是表观遗传学时钟的发展过程，阴影部分对应的是所采用生物标志物的数量，数量越多阴影的面积越大，理论上覆盖的功能也越多。

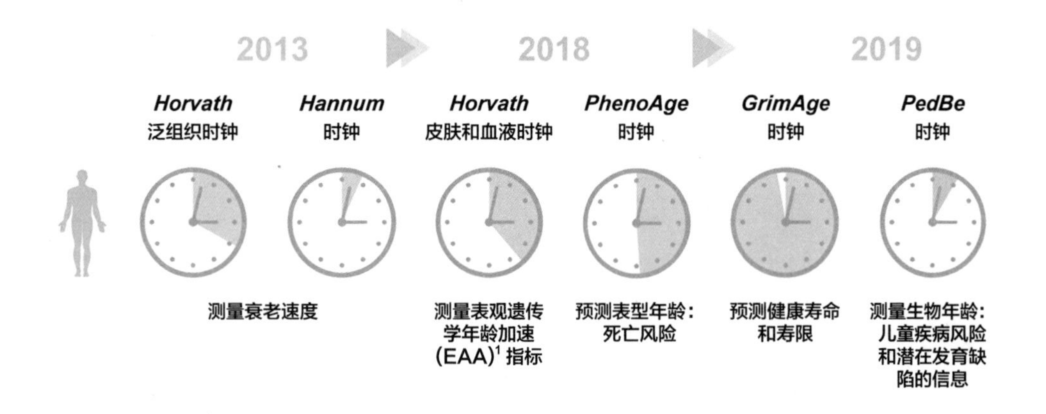

前文提到，一次的检测很难对衰老进行全面评估，所以表观遗传学时钟也建议进行多次检测。虽然表观遗传学检测比端粒检测的过程更复杂，检测成本也高，但表观遗传学时钟能提供更多的信息。

1.3 可以自测的衰老指标

除了复杂的细胞衰老测量方法，有什么方法可以进行器官和功能衰老的自我评估呢？虽然目前无法针对每一个人进行评估，但是有一些群体数据能够提供参考。通过以下这些简单指标的持续跟踪就可以大致判断自己的衰老情况。

1　表观遗传学年龄加速（EAA）：指表观遗传学年龄大于实际年龄。

值得关注的衰老生理学指标

1 总胆固醇：胆固醇是一种脂质，对许多生物学功能都产生重要影响。当身体产生过多胆固醇时，就会形成动脉粥样硬化斑块，其可以限制甚至阻断血液流动，从而导致许多心血管疾病（比如心肌缺血、心绞痛、动脉瘤等），甚至死亡。

2 皮下脂肪和内脏脂肪：腹部的皮下脂肪和内脏脂肪可以通过门静脉系统将脂肪酸转运入血。而这些游离的脂肪酸会增加代谢性疾病（比如胰岛素抵抗、血脂异常等）的患病率，进而导致心血管疾病、癌症、2型糖尿病等。生物电阻测量法和腰部测量是确定潜在腹部肥胖（也称中心性肥胖）的两种好方法。

3 心率：健康人的平均心率为每分钟60～100次。当心率过高时，可能表明身体状况不佳，从长远来看，它是心血管疾病的一个预测因素，有时甚至是猝死的一个预测因素。

4 心脏指数：指由心脏泵出的血容量（升/分）除以体表面积（平方米）得出的数值。决定心脏指数的有两个因素：心率和每搏指数（心脏每次搏动泵出的血容量）。

5 最大摄氧量（$VO_2 max$）：指体力活动中消耗的最大氧气量。当最大摄氧量约为40毫升/分时，表明受试者身体状况良好，心血管和呼吸系统良好。最大摄氧量会随着年龄的增长而逐渐减少[78]。

6 用力肺活量（FVC）：FVC指深呼吸后可以呼出的空气量，代表整个呼吸系统的完整性。研究表明，FVC会随着年龄的增长而下降[79]。

7 高频听力：听力损失随着年龄的增长而发生，称为年龄相关性听力损失。这就是为什么年轻人能听到18分贝的声音，而70岁的人只能对80分贝的声音有反应。同时，听力的丧失最先发生在高频声音，低频声音受年龄的影响没有高频声音那么显著。综合来讲，听力的丧失，特别是高频声音听力的丧失可以用来评估衰老进程[80]。

8 自身免疫抗体：抗体是免疫系统中的蛋白复合物，它们保护人体免受潜在病原体或异物的侵害。而自身免疫抗体是人体用来防御自身的分子，会导致组织损伤和慢性感染。自身免疫是免疫系统的一种故障。当血浆中的自身免疫抗体数量较高时，身体表现为病理状态。然而，随着年龄的增长，血浆中的自身免疫抗体水平会增加，但这并不一定意味着身体中存在隐藏的疾病，这种现象可能是由衰老的免疫细胞（比如淋巴细胞、浆细胞等）引起的，这会干扰并破坏免疫系统的平衡[81]。

9 血糖水平：了解血糖水平有助于诊断某些代谢性疾病（比如糖尿病）、胰腺疾病（比如胰腺炎、囊性纤维化、血色素沉着症等）或多种基因疾病（比如唐氏综合征）。除此之外，测量血糖也是评估身体热量限制状态的一个很好的指标。热量限制本身可以延长寿命，而高血糖会对蛋白质和DNA的结构完整性产生负面影响[82]。

10 单足站立测试：单足站立测试有助于监测内耳、中枢和外周神经系统的完整性，以及肌肉和骨腱状态。年龄越大，单腿保持平衡就越困难。

30岁健康状况良好的人往往能站立9秒以上，而70岁的老人仅能坚持一两秒。最近研究也发现，单足站立10秒的能力可以作为预测中老年死亡率的指标[83]。

11 - **握力体重指数：** 指握力与体重的比值，握力体重指数 = 握力（千克）/ 体重（千克）× 100，通常用来描述上肢力量。曾经发表在《柳叶刀》的一项研究显示，握力不仅可以预测全因死亡率，还可以预测心血管疾病的发生率和死亡率，以及非心血管疾病的死亡率。握力较低的人群心血管疾病发病的死亡率较高[84]。

上面是我挑选的几个比较有代表性的指标，我们可以通过对这些指标的监控，了解自己在群体中的位置。这些测试最好在医院或者体检机构完成，如果没有条件，只能使用自己采集的数据，建议每个数据点尽量多采集几次数据以消除误差。每年可以记录一次，这样就能绘制属于自己的生理衰老的曲线。

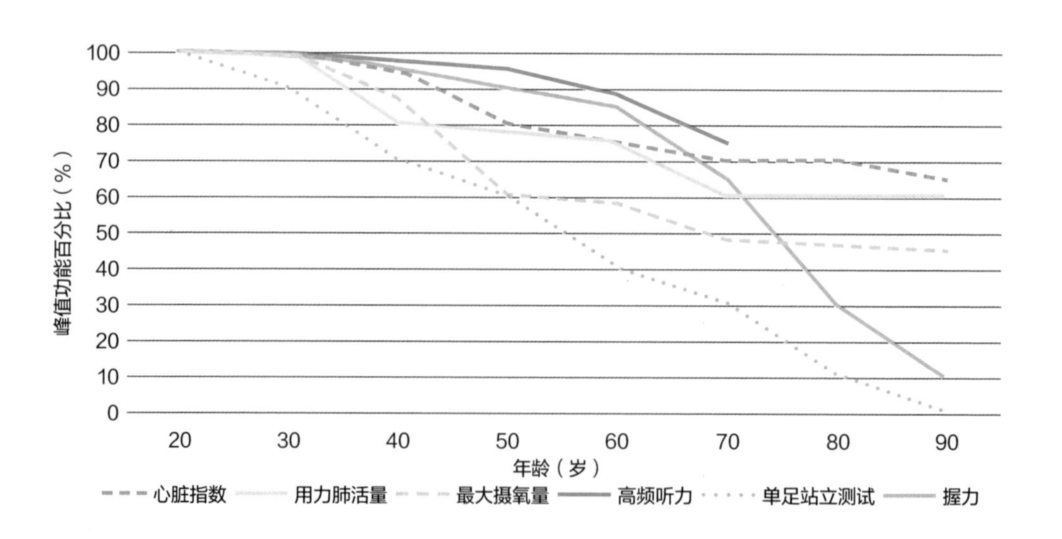

总结一下

精准测量是精准干预的基础。端粒是一个比较直观的评估细胞衰老的指标；表观遗传时钟由于指标的多维度，目前发展很快，未来可能可以直接预测寿命，推测各个器官的损伤情况等；其他的生理学指标则可以让我们比较全面地了解身体各部分的实际退化情况，以便更有针对性地干预。

在了解了器官、组织、细胞、基因等层面衰老的基本特征之后，下面我们将介绍一些实操性较强的抗衰老方法。

为什么特意强调实操性，因为很多方法只在理论上可行，实际应用可能会遇到未知风险，比如通过端粒酶延长端粒，通过甲基化酶等改变细胞的表观遗传学特征，通过各种化学药物快速清除衰老细胞等，这些抗衰老方法可能效果明显，但是也可能会诱发癌症或者伤害某些器官，反而有损健康。

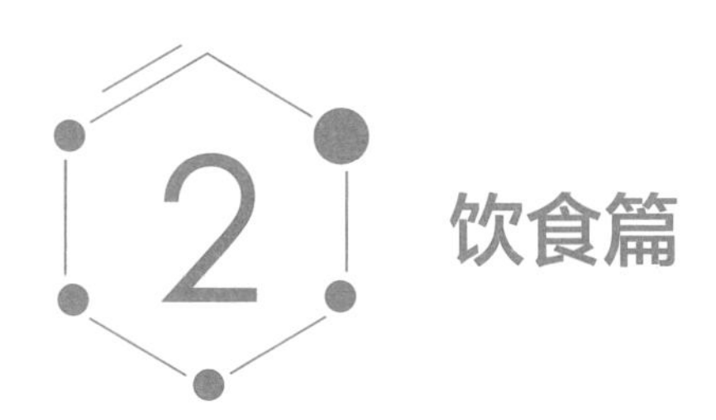

饮食篇

“食补”一直是我们十分重视的养生途径，自古以来深入人心。所以，我们先来讲讲如何通过饮食来抗衰老。

2.1 戒糖助长寿

关于糖对健康的意义与危害相信大家都有所了解，那你了解糖对衰老的影响吗？

表面上，高糖饮食会引起高血糖，增加胰岛素抵抗，诱发糖尿病。其内在机制，实际上是高糖食物引起的糖基化反应。所谓糖基化反应，是指糖分子（通常是指葡萄糖或者果糖）与蛋白质、脂肪或者核酸发生结合的非酶促过程。糖基化终末产物的累积会使皮肤下的胶原蛋白发生异常交联，这个我们在皮肤衰老那部分已经详细介绍了。胶原蛋白交联是皮肤衰老过程中会自然发生的，而糖基化会加速这个过程。同时，糖基化会使负责生成胶原蛋白的细胞产生一定的损伤，进而加剧衰老。

需要注意的是，上面所说的糖主要指游离糖，是添加到食品和饮料中的单糖（如葡萄糖、果糖）和双糖（如蔗糖、麦芽糖）以及存在于蜂蜜、糖浆、果汁和浓缩果汁中的糖。世界卫生组织建议每天游离糖的摄入量不应超过50克，最好低于25克。所以，千万不要因为一听“戒糖”就不吃任何碳水化合物。

2.2 油炸和烧烤类食物，不吃为妙

油炸和烧烤类食物的烹调温度高，高温会产生很多糖基化终末产物，引起皮肤老化。同时，这类食物的热量高，含有许多油脂和氧化物质，经常吃容易导致肥胖，诱发血脂异常和冠心病。尽管这些食物香味四溢，让人垂涎三尺，但油炸和烧烤对食物营养成分造成了破坏，难以为人体提供足够的营养，常吃容易导致营养不良。

在油炸和烧烤过程中，往往会产生大量的致癌物质。已经有研究表明，常吃油炸食物的人，患部分癌症的风险远高于不吃或极少吃油炸食物的人。这类烹调方式还极易造成食物外表皮烧焦，内里却没有完全熟透，吃后有感染寄生虫的风险。

除此之外，常吃油炸和烧烤类食物容易造成消化道黏膜损伤，因为这些食物温度比较高，再加上很多刺激性的调味品，容易刺激肠胃，导致消化道黏膜受损。常吃这些食物容易患口腔疾病，比如口腔溃疡、牙龈炎、牙痛等，甚至可能导致咳嗽、咽喉肿痛等。

所以，要尽量少吃油炸和烧烤类食物，不仅是为了抗衰老，也是为了健康。

2.3 酒，到底能不能喝

酒精对健康的影响很大，众多研究已经证明，任何来源、任何计量的酒精都不利于健康。美国国家卫生研究院（NIH）总结了长期过量饮酒导致的一系列健康问题。

- 导致癌症、肝损伤、免疫系统紊乱和脑损伤等。
- 健康状况恶化，比如骨质疏松症、糖尿病、高血压、脑卒中、溃疡、记忆力减退和情绪障碍等。
- 使医生难以发现和治疗一些医学问题。例如，酒精会导致心脏和血管的变化，这些变化可能会减轻心脏病发作造成的疼痛，而这种疼痛可能是一种示警信号，警示身体采取行动避免更大损伤。
- 使老年人健忘，这些症状可能被误认为是阿尔茨海默病的症状，导致误诊。

酒精对衰老的影响从皮肤开始，让我们看起来比实际年龄更老。酒精对皮肤影响的原因可以总结为以下几点。

- 酒精会造成维生素A等营养素的缺乏，引起皮肤细胞再生和胶原蛋白再生缓慢的问题。
- 长期血液流速增加会造成血管增大，使皮肤变红。

- 酒精吸收的过程会造成细胞脱水，使皮肤出现鳞屑，导致皱纹更快出现。
- 肝脏疾病会引起皮肤表面下的毛细血管扩张和黄疸等，使皮肤变黄。

酒精对健康的影响不仅仅是表面上的，它还会影响我们的情感和精神健康。虽然酒精能暂时放松神经，带来愉悦感，但从长远来看，它反倒会加剧焦虑和抑郁，并导致消极情绪的循环。此外，酗酒还会导致频繁宿醉，影响睡眠，损伤脑神经。总的来说，喝得越少，人就会感觉越有活力、越年轻。

2.4 肠道小战士，助你更有活力

前面我们讲了肠道微生物失调是衰老的十二大标志之一，那么在日常生活中，我们该如何维持肠道微生物的活力?

七分饱

七分饱，其实就是前文提到的热量限制饮食，它的好处就不再赘述了，那为什么热量限制饮食能让肠道微生物更健康？一项动物实验结果显示，终身限制热量摄入会显著改变小鼠肠道菌群的总体结构，增加与寿命成正相关的肠道微生物的种类，减少与寿命成负相关的肠道微生物种类。这表明热量限制下的模式生物可以建立一个相对健康的肠道微生物的平衡结构。

高膳食纤维

虽然肠道微生物与食物的作用机制非常复杂，但是科学家们基本上认同膳食纤维维持肠道健康生态，以及在产生短链脂肪酸，特别是丁酸盐的重要作用。这可能是来自微生物代谢膳食纤维的初级和次级代谢产物的作用。这些代谢产物进一步在抗氧化、免疫反应等多方面影响人体健康。科学家们总结了膳食纤维影响肠道菌群的几个特征：第一，人类不易消化的膳食纤维在肠道引起了微生物的有益变化，这类膳食纤维既能“果腹”，又不会让人“变胖”，同时让微生物更健康。第二，高膳食纤维能“塑造”肠道30%的微生物组成，这就意味着，仅靠增加膳食纤维在食物中所占的比例，就能大范围影响肠道微生物健康。第三，微生物对膳食纤维的反应是高度个性化的，人体可能因缺乏关键的微生物种类或缺乏具有利用特定底物酶能力的菌株而无法代谢膳食纤维。有研究证明，高膳食纤维饮食会减少高血压等心脑血管疾病的发病率[85]。

慎用抗生素

抗生素旨在用来对抗细菌、病原体，但它们也会干扰我们的肠道微生物。科学家们发现，经过抗生素治疗后，肠道微生物的物种丰富度急剧下降，虽然大多数健康成人会在2个月后恢复，但肠道微生物的种类、抗药性和代谢产物均发生了改变，抗生素耐药性也会增加[86]。

益生菌和益生元

益生菌是通过定殖在人体内，改变肠道菌群组成的一类对人类有益的活性微生物。益生菌的作用机制是通过调节宿主黏膜与免疫功能或通过调节肠道内微生物的平衡，促进营养吸收，保持肠道健康。常见的益生菌包括酵母菌、益生芽孢杆菌、丁酸梭菌、双歧杆菌、乳酸菌等益生菌。而益生元，可以理解为益生菌的食物，能促进益生菌的生长，常见的益生元包括低聚果糖、聚葡萄糖等。

有一些药物也被证实可以干预肠道微生物。阿卡波糖能选择性地调节肠道微生物以改善糖尿病早期患者的免疫系统功能；一些结肠细菌能产生具有潜在抗衰老特性的物质，比如亚精胺、维生素K_2和短链脂肪酸（SCFA）。

还有一个有趣的想法，就是从百岁老人肠道里提取可能引起长寿的微生物，再通过各种方法补充给那些希望获得长寿的人。这种方法是否可以延长寿命，目前还没有明确答案。但是科学家们通过动物实验证明，移植年轻小鼠的肠道菌群到老年小鼠体内，逆转了老年小鼠的肠道、眼睛和大脑衰老的特征[87]。

人类的肠道菌群是一个非常复杂的系统，也是十分个性化的。在干预肠道菌群时，要根据自己的情况进行，不能操之过急，否则效果将大打折扣，还可能影响肠道微生物的健康。

2.5 热量限制饮食

近几年，热量限制饮食在健身控重人群中十分流行。热量限制饮食对寿命的影响我们在前文已经有详细的介绍。下表列出了在动物实验中热量限制饮食与其他饮食方式对寿命的影响。

<table>
<tr><th colspan="2">饮食干预手段</th><th>干预细节</th><th>对寿命的影响</th></tr>
<tr><td rowspan="3">低热量饮食</td><td>热量限制饮食</td><td>在不造成营养不良的条件下，降低每日摄入的热量，通常减少 20% ~ 50%。饮食中蛋白质、脂类和碳水化合物的比例不变</td><td>↑↑↑</td></tr>
<tr><td>间歇性禁食</td><td>两次餐食之间至少禁食一天，比如每周喂食小鼠 3 次</td><td>↑↑↑</td></tr>
<tr><td>模拟禁食饮食（FMD）</td><td>定期进行低热量的生酮饮食，小鼠模型中通常为 3 ~ 4 天 FMD, 然后 3 天正常饮食</td><td>↑↑</td></tr>
</table>

注：箭头的数目显示影响的力度和一致性。

除了热量限制饮食，还有很多其他的方式，比如甲硫氨酸限制饮食、模拟禁食饮食、间歇性禁食等。间歇性禁食，是一种操作性较强的方式，每天在固定的时间禁食（比如晚餐不吃），或者每天在8～12小时内把三餐全部吃完。研究发现，通过间歇性禁食后，糖尿病、心血管疾病、肿瘤以及老年相关疾病的发病率会降低，也能够延缓衰老。在健康饮食方面，地中海饮食、DASH饮食、MIND（健脑）饮食等受到各种健康管理机构的推荐，我国推崇的“东方健康膳食模式”，主要特点是清淡少盐、食物多样、蔬菜水果丰富，常吃鱼虾等水产品、奶类和豆类及其制品，这也是我们所追求的长寿饮食方式。

18～65岁人群中，定期使用模拟禁食饮食可能是逆转高热量饮食产生胰岛素抵抗的关键。65岁以上的人群，在保持充足营养的情况下，可以有规律地轻断食。事实上，每天设置摄入热量的水平不如保持BMI低于25，以及适应自己年龄和性别的体脂、瘦体重水平、腰围。

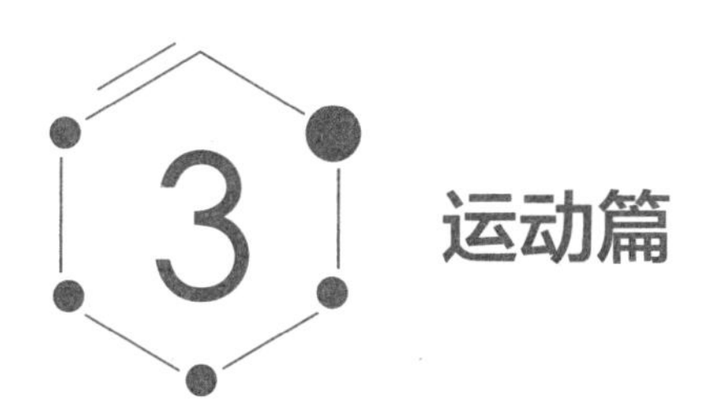

运动篇

一项在《柳叶刀》发表的研究发现，运动可以降低衰老相关的癌症、心血管疾病、糖尿病的患病率，而且可以降低全因死亡率[88]。可能有人说：“我已经老了，运动还有作用吗？”有研究发现，**运动能够以同样的机制促进年轻人和老年人的健康**[89]。所以，无论你是什么年龄，只要开始运动，对健康都是有好处的。

下面这个表格就总结了运动对衰老九大标志的影响[90]，新增加的三大标志由于较新，暂时还没有相关数据整理。

衰老九大标志	运动产生的影响
基因组不稳定性	↓ DNA 和线粒体 DNA（mtDNA）损伤 ↑系统性抗氧化防御与 DNA 修复 ↓基因组不稳定性 ↓多系统病理学与过早死亡
端粒缩短	防止端粒缩短： ↑端粒酶活性 ↑端粒酶逆转录酶（TERT）活性和表达 ↑端粒特异性保护蛋白复合体
表观遗传学改变	外周血单个核细胞（PBMC）和组织依赖性调节： ↑ DNA 甲基化 ↑ miRNA（微小核糖核酸）调节 ↑ 组蛋白翻译后修饰（PTM）
细胞衰老	通过以下途径调节细胞衰老： ↑ NK 细胞活性 ↑抗原呈递 ↑端粒活性 ↓ 衰老标志物 ↓炎症 ↓衰老细胞 ↓细胞凋亡
干细胞耗竭	刺激不同类型干细胞的增殖和迁移
细胞间通讯改变	抗炎效果： ↑ IL-6 ↑ IL-4
线粒体功能异常	通过调控提高线粒体功能和合成能力： ↑抗氧化防御 ↑呼吸链组装 ↑ SIRT
营养感应失调	激活肌肉中的营养感应途径： ↑ mTOR ↑ AMPK ↑ SIRT ↑ GH ↑ IGF-1
蛋白内稳态丧失	通过几种机制诱导脑、心脏、骨骼肌、肝脏、胰腺细胞和脂肪组织中细胞自噬，并调节泛素 - 蛋白酶体系统（UPS）

哪类运动最能让人长寿

鉴于这部分内容有很多不同的见解，这里我就直接引用大型人群队列研究的数据来进行说明。

2015年，发表在《英国运动医学杂志》的一项研究，通过对芬兰4000多名运动员平均50年的随访发现，耐力型运动员的平均寿命为79.1岁，团队型运动员平均为78.8岁，而力量型运动员仅有72.9岁。马拉松、游泳和铁人三项等最“劳累”的耐力型运动员比其他运动类型的运动员长寿[91]。

2017年，发表在《心血管疾病研究进展》的一篇名为《跑步是长寿的关键生活方式》的文章中，总结了很多跑步相关的健康研究。其中指出跑步使全因死亡率降低了25%~40%。跑步可以通过多方面影响我们的健康，包括心血管、代谢、骨骼肌以及神经系统，在一定程度上可以降低死亡风险。那么跑多跑少有什么讲究呢？从55137名男女志愿者的统计数据来看，每周不多于4.5小时、不超过50千米、不多于6次的跑步可以使健康获益较大[92]。

所以，建议规律且适当地进行慢跑、游泳、骑车等耐力运动，这类运动或许可以称得上是最能让人长寿的。

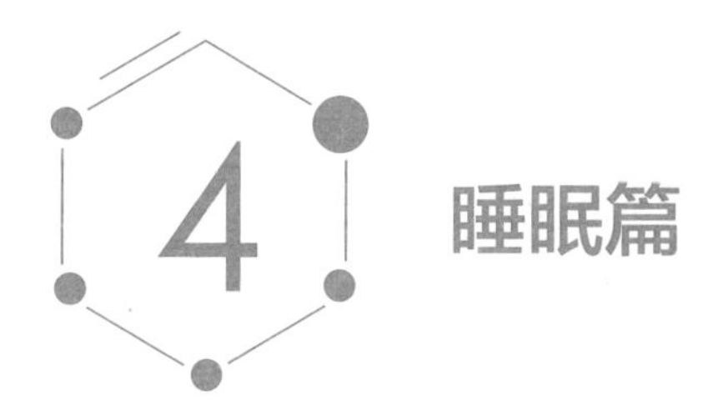

4 睡眠篇

睡眠质量差、睡眠不足和睡眠障碍都会导致寿命缩短。所以，获得良好的睡眠十分重要。

4.1 我们究竟需要多少小时的睡眠

随着科学家们逐步了解睡眠对大脑、新陈代谢和情绪的重要作用，睡眠与寿命的关系越来越受到关注。

一项针对英国公务员的研究发现，大多数睡眠时间小于5小时的男性的端粒比睡眠时间超过7小时的男性短[93]。也就是说，睡眠时间短可能使端粒缩短，睡眠时间7小时以上与更长的端粒相关。

虽然多项研究表明睡眠最佳时长是每晚7～8小时，但是每个人需要的睡眠量可能因人而异。在一项研究中，研究人员对2.1万对双胞胎的睡眠习惯和寿命进行了长达22年的跟踪调查。双胞胎是很好的研究对象，因为他们中的大多数人在相同的环境中长大，且拥有相同或相似的基因构成。因此，研究人员可以分离出行为（睡眠时间）对结果（寿命）的影响。结果发现，每晚睡眠少于7小时或超过8小时的人的死亡风险会分别增加24%和17%，使用睡眠药物也增加了约1/3的死亡风险[94]。

睡眠时间太长也可能是健康问题的征兆。在一项研究中，睡眠时间过长（每晚超过10小时）与精神疾病和较高的BMI有关，与睡眠时间过短引起的其他慢性病无关。也就是说，**睡眠时间过长可能引起与睡眠时间过短不同的健康问题**[95]。另一项针对3万多人的研究发现，与每晚睡7~8小时的人相比，每晚睡9小时及以上的人，脑卒中的发病率增加了23%；那些白天睡眠时间超过9小时并小睡90分钟以上的人，患脑卒中的风险增加了85%[96]。

过度嗜睡可能是睡眠质量差引起的，比如睡眠障碍或睡眠呼吸暂停。晚上摄入酒精也会扰乱正常睡眠，导致睡眠质量下降。此外，睡眠时间过长或过短也可能是抑郁症的症状。如果频繁出现这些症状，建议咨询医生。

4.2 睡得着还要睡得好

保持“睡眠卫生”可以帮助所有人获得良好的睡眠质量。

哈佛大学给出了关于睡眠的十二条建议[97]，如果你目前睡眠不佳，可以采取以下方法来提高睡眠质量。

1）**避免摄入咖啡因、尼古丁、酒精和其他干扰睡眠的物质。**咖啡因是一种能让人保持清醒的兴奋剂，所以睡前4~6小时不要摄入咖啡因（包括咖啡、茶、巧克力、可乐和一些止痛药），避免在睡前吸烟。虽然酒精可能一开始有助于入睡，但几小时后它会发挥兴奋剂的作用，增加醒来的次数，降低睡眠质量。因此，最好将每天饮酒量限制在1杯或更少，并避免在睡前3小时内饮酒。

2）**营造良好的睡眠环境。**安静、黑暗和凉爽的环境有助于促进良好的睡眠。为了营造这样的环境，可以使用耳塞或“白噪声”设备降低外部噪声；使用厚重的窗帘、遮光罩或眼罩遮光，暗示大脑该睡觉了；将室内温度保持在15~24℃，并可以在睡前开窗通风，改善室内空气，提升睡眠质量。确保卧室里有舒适的床垫和枕头。将电脑、电视移出卧室，加强卧室和睡眠之间的心理联系。

3）**建立一个舒缓的睡前常规动作。**睡前1小时左右进行一段放松活动，比如洗澡（体温先升后降会让人昏昏欲睡）、看书或进行拉伸，从清醒时间过渡到睡眠时间。避免进行压力大、刺激性强的活动，比如工作、剧烈运动等。身体和心理上的应激活动会导致身体分泌与提高警觉性相关的应激激素（皮质醇）。如果你倾向于把问题带到床上，试着把它们写下来，然后放在一边。

4）**困的时候再去睡觉**。难以入睡只会导致沮丧。如果20分钟后还没睡着，那就起床去另一个房间做些放松的事情，比如看书或听舒缓的音乐，直到你感觉有困意再回卧室去睡觉。

5）**不要太在意时钟上的时间**。当你试图入睡或半夜醒来时，盯着卧室里的时钟只会增加压力，更难入睡。可以把时钟从你的视线中移开。如果你半夜醒来，一直无法入睡，那么就起床去做一些安静、放松的活动。当你的眼睑下垂，想睡觉时再回到床上。

6）**充分利用光线**。自然光会让你的生物钟保持正常，有健康的睡眠。所以，白天多出去晒太阳，晚上可以睡得更香。

7）**保持睡眠时间表一致**。每天在同一时间上床睡觉和起床会让身体的生物钟期望每晚在特定时间睡觉。周末尽量坚持你的睡眠时间表，避免熬夜或早上赖床。

8）**避免不良的小睡**。许多人有小睡的习惯。然而，对于那些入睡困难或睡眠质量差的人来说，小睡可能是罪魁祸首之一。这是因为小睡会减少睡眠驱动力。如果你必须小睡，最好在下午5点之前。

9）**改善晚餐食谱**。睡前3小时吃完晚饭，避免在晚饭吃会引起消化不良的食物。如果晚上饿了，可以吃些不会影响睡眠的食物，比如奶制品和燕麦。

10）**喝水要适量**。晚上要喝适量的水，不要喝太多，以免晚上起夜影响睡眠。睡前1小时最好不要喝水。

11）**避免过晚锻炼**。运动可以帮助你更快入睡、睡得更香，但是要在正确的时间进行。大运动量会刺激身体分泌应激激素（皮质醇），不利于睡眠。尽量在睡前至少3小时完成锻炼。

12）**坚持到底**。如果你坚持做以上讲到的方法，获得优质睡眠的机会就会提高。但是，并不是所有的睡眠问题都那么容易治疗，因为失眠的现象可能意味着睡眠障碍，比如呼吸暂停、不宁腿综合征、嗜睡症或其他睡眠问题。如果你的睡眠困难在改善“睡眠卫生”后仍没有得到改善，可能需要咨询睡眠专家。

关于睡眠的研究非常多，这里介绍的方法只适用于非疾病状态，如果长期存在睡眠问题，一定要去找专业人士咨询并及时治疗。

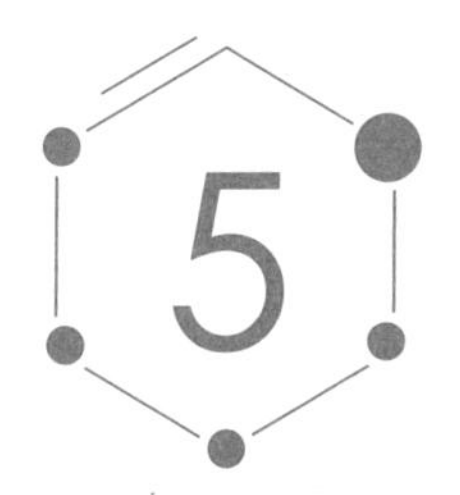

情绪管理篇

人体衰老的速度在一定程度上与压力和机体应激相关调节基因的相互作用相关。大量研究表明，短期曝露在压力（有益压力）下可以增强细胞对压力的反应，促进长寿；而长期曝露在压力（“有毒压力”）下会压倒代偿反应，缩短寿命。压力除了影响身体的细胞，还会影响人对待外部环境的情绪[98]。

积极的情绪对长寿有益，包括快乐、感恩、好奇心、热情、决心、韧性、信任、活力、自信等，这些情绪表现在外在，就是生活中的各种笑声。“笑一笑十年少”，笑在现代医学中甚至是一种疗法。

5.1 笑的好处是多方面的

1）激素：笑可以降低皮质醇、肾上腺素等应激激素水平；可以提升促进健康的激素水平，比如内啡肽。除此之外，笑还可以增加抗体产生细胞的数量，并增强T细胞效应。

2）**情绪释放：**你有没有经历过大笑之后那种“被净化”的感觉？笑可以释放压力情绪。

3）**锻炼核心力量：**笑也是一种锻炼，可以让腹肌收缩，锻炼横膈。也可以让肩膀更放松，甚至可以锻炼心脏。

4）**从负面情绪中转移注意力：**笑能让注意力从愤怒、内疚、压力等负面情绪中转移出来，这比其他单纯的分心更有益。

5）**建立积极心态：**研究表明，我们对压力事件的反应可能会因是否将这件事视为威胁或挑战而改变。幽默可以帮助我们将压力事件视为挑战，减少威胁。

6）**社交益处：**笑能将我们与他人联系在一起，笑是有传染性的。所以，如果能给自己的生活带来更多笑声，你可能也会给周围的人带来更多笑声，从而获得更好的社交评价。通过提升你周围的人的情绪，可以降低他们的压力水平，或许还可以提高你与他们的社交互动质量，从而降低你的压力水平。

5.2 如何获得更多的笑声

笑，是我一直以来最喜欢的压力管理策略之一，因为它免费、方便且有多方面益处。通过以下方法，你可以在生活中获得更多的笑声。

1）**和朋友一起笑：**和朋友一起去看电影、听相声、看脱口秀是在生活中获得更多笑声的好方法。这种“笑的传染性”可能会让你笑得比平时更多。

2）**定期与朋友聚会或游戏：**聚会或游戏是获得快乐和其他美好感觉的好方法。

3）**在生活中多点幽默：**与其抱怨生活，不如试着一笑了之。如果某件事让你沮丧，想象一下过不了多久，你就可以把这件事当作一个故事告诉你的朋友，然后看看你现在是否可以“一笑泯恩仇”。有了这种态度，你会发现自己更轻松，而且可以给自己和周围的人带来欢乐。以幽默的方式对待生活，你会发现负面事件对你的压力变小。

4）**“演久成真”**：研究表明，无论是假笑还是真笑，都会产生积极影响。身体无法区分假笑和真笑，这二者的好处几乎是一样的，而且假笑通常会引发真笑。

5）**媒体节目**：无论是在影院还是在家里观看搞笑的电影和电视剧，都能让我们体会更多快乐。搞笑的电影和电视剧会让你简单地笑出声来。

笑对寿命的贡献有很多研究支持。挪威的一项针对超过5万人长达15年的研究发现，幽默感与女性心血管疾病和感染的存活率成正相关，幽默感与存活率之间的正相关性一直持续到85岁。也有研究指出，幽默感能整体上降低死亡率，但有效年龄在65岁以下[99]。

5.3 负面情绪带来的健康问题

负面情绪包括不安、害怕、生气、受伤、失望、失意、罪恶感、不满、挫折感、孤独、抑郁和焦虑等，这些负面情绪问题会影响我们的寿命。

美国国家心理健康研究所（NIMH）的一项研究发现，持续、慢性的压力和负面情绪会导致高血压、心脏病、脱水、失眠、免疫系统受损、糖尿病、消化问题等，线粒体功能也会受到影响。

5.4 如何干预负面情绪

1 改变行为

情绪和身体健康是交织在一起的，所以可以通过行为调整来减少情绪引起的应激反应。以下列出了一些方法。

- 睡眠：获得足够的睡眠并建立良好的睡眠习惯
- 健康饮食：均衡饮食，控制热量，保持健康体重
- 锻炼
- 喝足够的水
- 与朋友或家人联系
- 改变不良环境

通过这些方法，相信你可以极大地改善身体感受。我们的情绪和心理健康往往比我们意识到的更受身体感受的影响。

2 改变想法

避免消极的想法，比如“我没用”或“我自己一个人什么都做不好”，并将其转化为“我能做到”或“感谢我朋友的帮助”，你可能更能成功“逆转”负面情绪。

将消极的想法重塑成更积极的想法是一项需要一定意识和实践的技能，认知行为疗法（CBT）可以提供帮助。

在负面情绪中，反刍思维可能是其中影响最大最持久的。反刍思维是指经历了负面事件后，个体对事件、自身负面情绪状态及其可能产生的原因和后果进行反复、被动的思考，比如总是在想“这是为什么”“我总是这样想很多”“我无法控制我的思想，没有办法集中精神来做事情”，这不但不利于事件的解决，反而使个体再次陷入负面情绪和行为中。反刍思维对情绪有重要的影响，其与许多因素有关，包括家庭教育、生活环境、个人气质等。

除了上面提到的干预措施，近些年来比较流行的是正念疗法。正念疗法是以正念为核心的各种心理疗法的统称，对改变反刍思维有较好的疗效。通过正念疗法，可以从“行动模式”（期待减少实际状态与期望状态的差距）转为“存在模式”（表现为直接体验当下、非目标导向、接纳事物原本的样子）。在正念状态下，

人会感受活在当下的想法、情绪和身体里，体验身体内在状态，而不是思考各种外界体验。通过正念疗法，反刍思维将得到缓解，身体状态也会因此而好转。

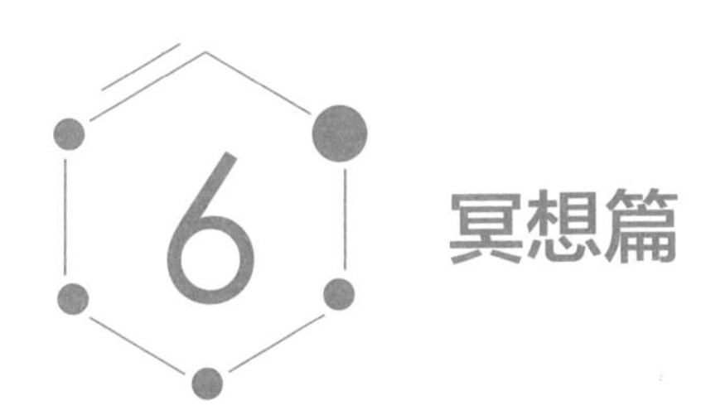

6 冥想篇

近些年有很多研究发现，冥想比我们以前认知的对寿命的影响更大。冥想可以延长端粒，改善许多疾病（包括癌症）的治疗效果。冥想有着悠久的历史，虽然我们无法确证其具体的起源地点和人物，但是印度和中国被认为是最早使用冥想的国家，可以追溯到公元前1500年。公元前6世纪，老子已经清晰描述了冥想的过程；公元前5世纪，佛陀释迦牟尼使用冥想进行修行。这两位被公认为是冥想最重要的传播者[100]。

冥想主要用于获得内心平静和身体放松，改善心理平衡，提高整体健康水平和幸福感。一份基于2017年美国国家健康访谈调查（NHIS）的数据报告显示，美国成人在过去12个月内进行冥想的比例在2012年至2017年间增加了2倍，美国儿童（4~17岁）进行冥想的比例也显著增加（从2012年的0.6%增加到2017年的5.4%）。

冥想有多种类型，但大多数都有以下这四个共同点。

1 一个安静的地方，避免干扰。

2 特定、舒适的姿势（比如坐、躺、走或其他姿势）。

3 注意力集中在一个特别选择的词或一组词、一个物体或呼吸的感觉。

4 一种开放的态度，让分心的思绪自然地来去，不去评判它们。

许多研究表明，冥想对慢性疼痛、哮喘、高血压、肠应急综合征、溃疡性肠炎、癌症、焦虑、抑郁、失眠症、戒烟等的治疗有积极影响。2019年，一项发表在《精神神经内分泌学》杂志上，针对142名中老年人长达12周的研究证明，冥想能降低端粒磨损的程度[101]。

另一项研究中，研究者将35名前列腺癌患者分为两组，其中一组改变他们的饮食，包括低脂饮食，多吃全天然食物、植物性食物（如水果蔬菜和豆类），少吃精加工碳水化合物，每周6天保持每天30分钟的适度有氧运动，并进行压力调节、瑜伽伸展、冥想、定期参加社交活动等；另一组不做任何改变。5年后研究者发现，积极做出改变的那组人群的端粒长度平均延长了约10%，实现了延缓衰老；而不做任何改变的那组人群的端粒长度却平均缩短了约3%[102]。

虽然目前还没有大规模关于冥想的队列研究，但是从现有的数据看，冥想不妨是一个好的延寿方法。

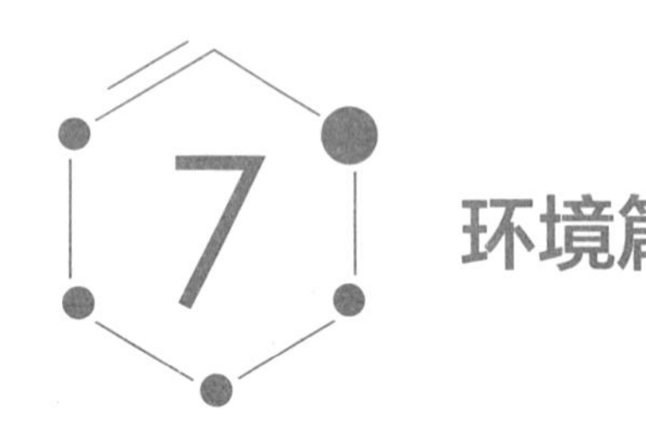

环境篇

我们常听到洗冷水澡长寿，在高纬度、低气温环境下生活的人更长寿的说法。这样的说法有科学依据吗？要说明这个问题，不得不说说“褐色脂肪”。

人体内的脂肪组织可分为“白色脂肪”和“褐色脂肪”[103]。前者就是我们熟悉的那种脂肪，广泛分布于皮下组织和内脏周围，后者主要存在于新生儿体内。褐色脂肪也存在于成人体内，但是数量会随着年龄增长而逐渐变少。而且，褐色脂肪夹杂在白色脂肪组织之间，有时会在不同部位之间游走。

褐色脂肪的细胞体积较小，细胞中脂肪颗粒较小，含有大量线粒体，细胞周围有丰富的毛细血管，交感神经纤维可以直达褐色脂肪的细胞膜上。褐色脂肪细胞的线粒体有一种称为解偶联蛋白1（UCP1）的物质，这种物质可以使葡萄糖和脂肪酸分解产生的能量不转化为ATP（为生物体直接供能的物质），而只转化为热能，这些大量产生的热量，对维持初生儿和冬眠动物的体温有重要意义。

动物实验表明，拥有丰富的褐色脂肪可以让身体拥有更多的线粒体，从而激活UCP1，分解葡萄糖和脂肪酸产生热量，激活长寿基因的表达，延长寿命，患各种老年病的概率也更低。随着年龄的增长，褐色脂肪逐渐丢失，这可能是由脂肪组织微环境中营养因子的变化引起的，这些营养因子调节祖细胞的增殖和分化。

在冬天适度受冻，可能是最简单直接的激活褐色脂肪的方法，比如去滑雪、户外散步等。现在很多运动员也在使用液氮冷冻舱或者冰水来从运动疲劳或者炎症中快速恢复，当然，这样的“疗法”也会起到一定激活褐色脂肪组织的作用。

受冻可以延寿，那么热疗呢？比如蒸桑拿或者泡热水澡。一项针对芬兰东部的2315名中年男性（年龄范围42～60岁）进行的前瞻性队列研究证明，随着桑拿次数的增加，参与者患各种心血管疾病的概率也逐步下降[104]。

不论环境是变冷还是变热，作为恒温动物的我们，在适当地感受到“不舒服”的环境时，都能激活相关的调节机制，以利于健康。但是“不舒服”一定要在一定范围内，比如冷疗，时间一般不能超过3分钟，大部分人在几十秒时间；而热疗，在不断补水的情况下，时间一般在11～19分钟效果最佳。

延伸阅读

走在抗衰老的科学前沿

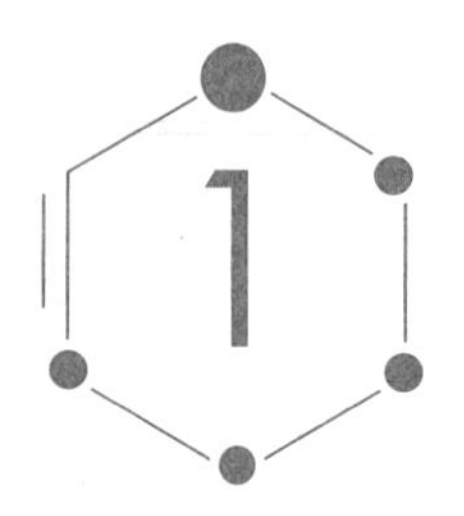

怎么科学抗氧化

1.1 内源性抗氧化酶的激活

前文提到，我们并不建议长期大量补充抗氧化剂，外源补充本身难以达到降低活性氧自由基的效果，同时，抗氧化剂可能对某些群体产生反作用。但是这并不意味着，我们应该完全摒弃“抗氧化”这一方法。近期的研究发现，抗氧化的最佳手段并不是通过补充抗氧化剂直接清除活性氧自由基，而是通过激活核因子红细胞2-相关因子2（NRF2）信号通路，从而诱导内源性抗氧化剂的合成[105]。这种手段既能更高效地发挥抗氧化作用，又能避免给机体造成额外的负担。也就是说，我们可以诱导身体自己产生抗氧化的物质，而不是直接补充抗氧化剂。这类物质，目前研究较多的是岩藻黄素。

岩藻黄素属于一种天然类胡萝卜素，主要源于裙带菜、海带等褐藻。研究表明，岩藻黄素与玉米黄质、β-胡萝卜素或赖氨酸相比，其在缺氧条件下可能对活性氧自由基更具反应性（通过激活NRF2信号通路）。

1.2 氘代多不饱和脂肪酸

除了消除活性氧自由基，避免氧化损伤也是一种有效的抗氧化手段。活性氧自由基会攻击含有碳碳双键的脂质，特别是多不饱和脂肪酸，进而诱导脂质过氧化。大量研究已证实，脂质过氧化与衰老相关的疾病直接相关。因此，避免脂质过氧化损伤也能有效抗衰老。

利用氢原子的同位素氘，取代碳碳双键上的氢原子，形成氘代多不饱和脂肪酸，可以减少脂质过氧化和氧化应激反应。目前，氘代多不饱和脂肪酸已进入临床试验阶段。

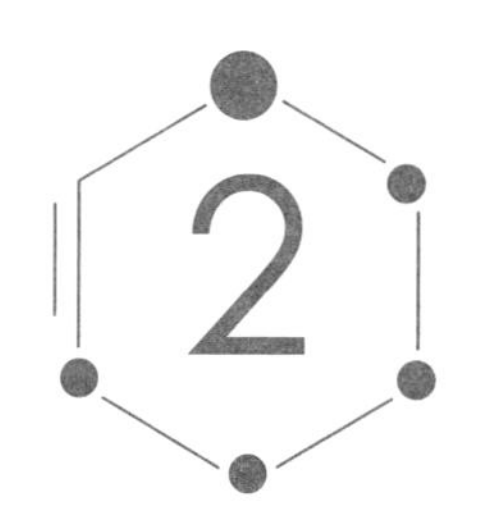

化合物对衰老的干预研究进展

2.1 雷帕霉素

雷帕霉素，又名西罗莫司，是大环内酯类化合物，最早在复活节岛上的土壤链霉菌的近亲菌中发现，其在临床上被当作一种免疫抑制剂，用于抑制器官移植后机体的排斥反应。它的免疫抑制活性比临床广泛使用的环孢素强数十倍，且毒性低、用量小。雷帕霉素与环孢素有协同免疫抑制作用，临床上经常联合使用。

发表在《自然》杂志的一项研究显示，从实验小鼠20个月（相当于人类60岁）开始，在其食物中添加雷帕霉素，小鼠的寿命延长了大约14%[106]。也有些研究显示，雷帕霉素能延长酵母菌、线虫、果蝇等无脊椎动物的寿命。所以，雷帕霉素是一种潜在的抗衰老药物[107]。

然而雷帕霉素的临床应用却受到不良反应的限制，包括可能导致糖尿病、血脂异常、肾毒性、伤口愈合受损、血小板数量减少和免疫抑制。同时，雷帕霉素也被发现可能会影响男性生殖[108]。

2.2 白藜芦醇

关于白藜芦醇，可谓备受争议。白藜芦醇是一种非黄酮类多酚有机化合物，是植物体在逆境或遇到病原体侵害时分泌的一种抗毒素，当受到紫外线照射、机械性损伤及真菌感染时合成急剧增加，故称之为植物抗生素，分子式为$C_{14}H_{12}O_3$。白藜芦醇可在葡萄叶及葡萄皮中合成，是葡萄酒和葡萄汁的生物活性成分。多项研究表明，白藜芦醇具有抗氧化、抗炎、抗癌及保护心血管等作用。主要通过直接激活SIRT（沉默信息调节因子）途径来调节氧化应激、能量代谢、营养感应和延缓表观遗传学变化，从而延长寿命[109]。

2003年，哈佛大学教授大卫·辛克莱（David Sinclair）及其团队在《自然》杂志上发表了白藜芦醇可以通过激活乙酰化酶增加酵母寿命的研究[110]，这掀起了白藜芦醇抗衰老研究的热潮。白藜芦醇对抗衰老作用的临床数据逐渐增加。流行病学研究表明，饮食中摄入白藜芦醇可降低老年疾病的发病率，尤其是阿尔茨海默病，白藜芦醇可以影响阿尔茨海默病的多个生物标志物。白藜芦醇有助于预防心血管和神经退行性疾病，对预防甚至治疗2型糖尿病等代谢性疾病也可能有效。但是，目前暂时没有大规模人群数据支持白藜芦醇的抗衰老作用。

同时，白藜芦醇不同构象产生的影响是否相同，临床试验中有效剂量、肾毒性的问题，也是在使用白藜芦醇抗衰老时不得不考虑的问题。虽然市面上已有很多添加白藜芦醇的保健品，但目前仍缺乏关于补充外源性白藜芦醇的临床试验数据支持。

2.3 二甲双胍

二甲双胍，是治疗2型糖尿病的一线药物，安全性高。目前，很多研究也发现，二甲双胍可以延缓模式生物的衰老，并影响衰老的九个标志[111]。

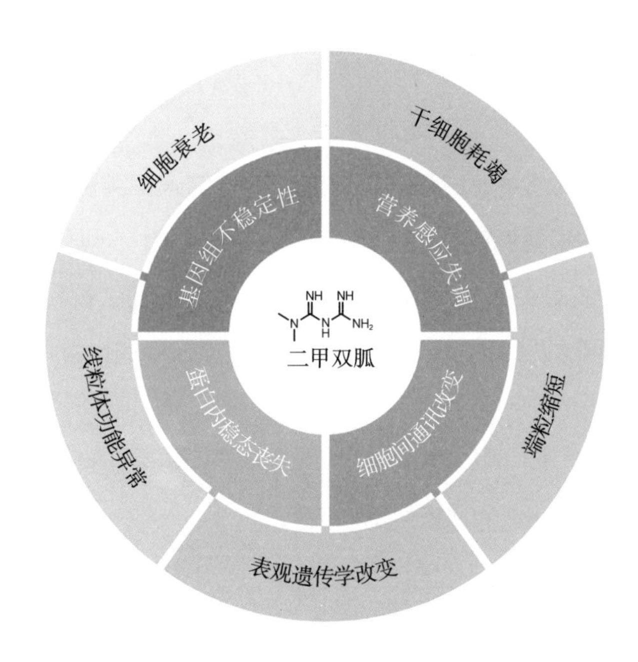

内圈是首要影响的四个标志，包括对营养通路和细胞间通讯的影响，促进蛋白内稳态的平衡，减少基因组不稳定性。外圈是二甲双胍影响衰老的其他五大标志。2015年，美国FDA批准用二甲双胍进行延缓衰老的临床试验，这是世界首个在人体中进行衰老研究的临床试验，目前试验还在进行中。

2.4 烟酰胺单核苷酸（NMN）和烟酰胺核糖苷（NR）

烟酰胺腺嘌呤二核苷酸（NAD^+），又叫辅酶I，参与细胞物质代谢、能量合成、DNA修复等生理活动。在机体衰老的过程当中，细胞内的NAD^+水平是逐渐降低的，而提高NAD^+水平能够促进机体健康。多项研究表明，NAD^+能够延缓小鼠的衰老。但是NAD^+分子量大，不能直接被人体吸收，所以要提高NAD^+水平，一般通过补充NAD^+前体，比如烟酰胺单核苷酸（NMN）、烟酰胺核糖苷（NR）等以间接补充NAD^+，从而促进机体健康，延缓衰老[112]。

科学家比较了NMN和NR的安全性和功效性。由于NMN的大小，一些科学家认为它在穿过细胞膜进入细胞前必须转化为NR。进入代谢途径后，NR再转换为NMN。这样来看，在功效性上NR更胜一筹。

在安全性上，NMN和NR都进行过安全剂量的人体实验，日本的一项实验表明，一次服用500毫克的NMN没有安全性问题[113]；一项为期8周的实验表明，每天服用1000毫克的NR没有安全性问题[114]。而在生物利用率上，目前的证据只表明，服用这两种物质后，可以提高其在血液中的含量，并提高NAD^+的含量。

需要注意的是，NMN和NR要确保低温保存。如果随意存放，容易使其降解成烟酰胺，达不到补充的理想效果。

2.5 亚精胺

亚精胺是一种天然存在的多胺，它在基因表达、细胞凋亡和自噬过程中起关键作用，对细胞生长和增殖至关重要。亚精胺在酵母、线虫、果蝇和小鼠模型中能够延长动物寿命，在细胞培养环境中能够提高人体免疫细胞的生存率[115]。

亚精胺可能通过多种作用机制发挥抗衰老的作用，包括提高自噬功能、降低胰岛素/IGF信号以及调节免疫力等。另外，亚精胺也能够促进心血管健康，改善心脏功能[116]。

2.6 达沙替尼和槲皮素

“衰老细胞裂解剂”是一类能够靶向清除体内衰老细胞的药物，已有几十种候选化合物被证明对人类有效。目前，达沙替尼和槲皮素被认为是最有前景的衰老细胞裂解剂，且已经在进行临床试验[117]。

达沙替尼是一种能够抑制多种构型酪氨酸蛋白激酶ABL的靶向药，主要用于治疗某些类型的白血病。槲皮素是一种植物提取物，广泛存在于许多植物的叶、种子、果实等中，具有多种有生物活性的黄酮醇类化合物。这二者的组合，在动物实验中显示出了理想的清除衰老细胞的效果；同时，在治疗肺纤维化的临床试验上，也观察到了较理想的治疗效果[118]。

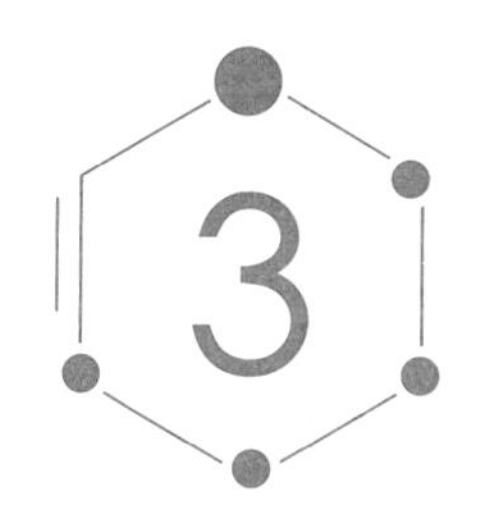

充满前景的干细胞抗衰老

干细胞抗衰老是近年来发展十分迅速的领域。干细胞是指具有自我复制、多向分化和归巢潜能的原始细胞，是形成人体各种组织、器官的始祖细胞，按分化潜能可以分为全能干细胞、多能干细胞、多潜能干细胞。最近，发展较快的是诱导性多能干细胞。

诱导性多能干细胞（iPSC），是一种由哺乳动物成体细胞经导入特定的转录因子等手段脱分化形成的多能干细胞。2006年，日本学者山中伸弥的团队发现了iPSC，并于2012年因发明了诱导性多能干细胞技术获得了诺贝尔生理学或医学奖。

干细胞表现出的端粒酶活性、自我更新和分化为其他类型细胞的能力，让科学家们对通过使用干细胞对抗衰老充满了期待。如果可以用健康细胞替代凋亡和坏死细胞，那么就可以实现衰老组织和器官的再生。

除此之外，干细胞按发育状态可以分为胚胎干细胞和成体干细胞。成体干细胞（ASC）具有免疫相容性，一般不会发生排斥，且不存在伦理问题。间充质干细胞（MSC），是起源于中胚层的成体干细胞，主要存在于骨髓、骨骼肌、脂肪组织、骨膜细胞、牙周膜等，由于MSC在这些组织中的数量都很低，需要进行体外扩增等操作才能使用。

相比之下，自体脂肪干细胞可以通过微创吸脂术轻易获得，且数量明显高于MSC。在临床研究中，自体脂肪干细胞已被证明是安全有效的[119]。

目前，自体脂肪干细胞主要用于重建和美容医学，比如隆胸、颅面部软组织和骨修复。自体脂肪干细胞在外周血管疾病、瘘管、糖尿病、肝硬化、脂肪营养不良、脊髓损伤、退行性关节炎、放射性溃疡和移植物抗宿主病等有许多临床研究。除此之外，自体脂肪干细胞在光衰老修复也有比较系统的研究，未来可能会用于抗衰老，甚至逆转衰老。

不过，干细胞抗衰老也有需要注意的问题，比如操作环境的洁净程度、细胞处理的技术、细胞培养过程可能出现的基因突变风险、感染风险等。从目前对自体脂肪干细胞的研究来看，这些风险还没有被全面评估。

抗衰老的最优组合

在抗衰老路上，是不是有捷径、有最优解？如果有老君的仙丹、镇元大仙的人参果、王母娘娘的蟠桃，一个就解决问题了。但如果站在科学验证的基础上，我们很难回答这个问题。每一种抗衰老方法都有可能会让我们多活几年，几种方法的组合或许能让我们多活几十年，而组合方案有无数种可能性。

但每一种方法和组合都需要自律和坚持。我相信，未来一定会出现一种或者几种能组合使用对抗衰老的“良药”。但是现在，我们仍需要慎重采取药物干预。

参考文献

[1] Brown G C. Living too long: the current focus of medical research on increasing the quantity, rather than the quality, of life is damaging our health and harming the economy [J]. EMBO Rep, 2015, 16(2): 137-141.

[2] Lehallier B, Gate D, Schaum N, et al. Undulating changes in human plasma proteome profiles across the lifespan [J]. Nat Med, 2019, 25(12): 1843-1850.

[3] Nielsen J, Hedeholm R B, Heinemeier J, et al. Eye lens radiocarbon reveals centuries of longevity in the Greenland shark (Somniosus microcephalus). Science, 2016, 353(6300): 702-704.

[4] Flanary B E, Kletetschka G. Analysis of telomere length and telomerase activity in tree species of various life-spans, and with age in the bristlecone pine Pinus longaeva [J]. Biogerontology, 2005, 6(2): 101-111.

[5] Lee S Y, Gallagher D. Assessment methods in human body composition [J]. Curr Opin Clin Nutr Metab Care, 2008, 11(5): 566-572.

[6] McNab B K. What determines the basal rate of metabolism [J]. J Exp Biol, 2019, 222(Pt 15): jeb205591.

[7] Pontzer H, Yamada Y, Sagayama H, et al. Daily energy expenditure through the human life course. Science [J]. 2021, 373(6556): 808-812.

[8] Farage M A, Miller K W, Elsner P, et al. Structural characteristics of the aging skin: a review [J]. Cutan Ocul Toxicol, 2007, 26(4): 343-357.

[9] Sun P H, Yan W T, Tian R F, et al. The landscape of photoaging: From bench to bedside in a bibliometric analysis [J]. Front Public Health, 2022, 10: 972766.

[10] Tieland M, Trouwborst I, Clark B C. Skeletal muscle performance and ageing [J]. J Cachexia Sarcopenia Muscle, 2018, 9(1): 3-19.

[11] Cherko M, Hickson L, Bhutta M. Auditory deprivation and health in the elderly [J]. Maturitas, 2016, 88: 52-57.

[12] Yamasoba T, Lin F R, Someya S, et al. Current concepts in age-related hearing loss: epidemiology and mechanistic pathways [J]. Hear Res, 2013, 303: 30-38.

[13] Sivak J M. The aging eye: common degenerative mechanisms between the Alzheimer's brain and retinal disease [J]. Invest Ophthalmol Vis Sci, 2013, 54(1): 871-880.

[14] Olofsson J K, Ekstrom I, Larsson M, et al. Olfaction and Aging: A Review of the Current State of Research and Future Directions [J]. Iperception, 2021, 12(3): 20416695211020331.

[15] Tremblay C, Serrano G E, Intorcia A J, et al. Effect of olfactory bulb pathology on olfactory function in normal aging [J]. Brain Pathol, 2022, 32(5): e13075.

[16] Mistretta C M. Aging Effects on Anatomy and Neurophysiology of Taste and Smell [J]. Gerodontology, 1984, 3(2): 131-136.

[17] Yang J, Qu J, Ma H. Recent developments in understanding brain aging: sex differences, mechanisms, and implications in diseases [J]. Ageing and Neurodegenerative Diseases, 2022, 2(1): 3.

[18] Dumic I, Nordin T, Jecmenica M, et al. Gastrointestinal Tract Disorders in Older Age [J]. Can J Gastroenterol Hepatol, 2019, 2019: 6757524.

[19] Pilotto A, Franceschi M. Helicobacter pylori infection in older people [J]. World J Gastroentero, 2014, 20(21): 6364-6373.

[20] Remond D, Shahar D R, Gille D, et al. Understanding the gastrointestinal tract of the elderly to develop dietary solutions that prevent malnutrition [J]. Oncotarget, 2015, 6(16): 13858-13898.

[21] Weinstein J R, Anderson S. The aging kidney: physiological changes [J]. Adv Chronic Kidney Dis, 2010, 17(4): 302-307.

[22] Andersson K E, Boedtkjer D B, Forman A. The link between vascular dysfunction, bladder ischemia, and aging bladder dysfunction [J]. Ther Adv Urol, 2017, 9(1): 11-27.

[23] Hommos M S, Glassock R J, Rule A D. Structural and Functional Changes in Human Kidneys with Healthy Aging [J]. J Am Soc Nephrol, 2017, 28(10): 2838-2844.

[24] Kritsilis M, V Rizou S, Koutsoudaki P N, et al. Ageing, Cellular Senescence and Neurodegenerative Disease [J]. Int J Mol Sci, 2018, 19(10): 2937.

[25] Schott J M. The neurology of ageing: what is normal [J]. Pract Neurol, 2017, 17(3): 172-182.

[26] Sharma G, Goodwin J. Effect of aging on respiratory system physiology and immunology [J]. Clin Interv Aging, 2006, 1(3): 253-260.

[27] Sicard D, Haak A J, Choi K M, et al. Aging and anatomical variations in lung tissue stiffness [J]. Am J Physiol Lung Cell Mol Physiol, 2018, 314(6): L946-L955.

[28] Skloot G S. The Effects of Aging on Lung Structure and Function [J]. Clin Geriatr Med, 2017, 33(4): 447-457.

[29] Steenman M, Lande G. Cardiac aging and heart disease in humans [J]. Biophys Rev, 2017, 9(2): 131-137.

[30] Boskey A L, Imbert L. Bone quality changes associated with aging and disease: a review [J]. Ann N Y Acad Sci, 2017, 1410(1): 93-106.

[31] Hagger-Johnson G, Gow A J, Burley V, et al. Sitting Time, Fidgeting, and All-Cause Mortality in the UK Women's Cohort Study [J]. Am J Prev Med, 2016, 50(2): 154-160.

[32] Monteleone P, Mascagni G, Giannini A, et al. Symptoms of menopause-global prevalence, physiology and implications [J]. Nat Rev Endocrinol, 2018, 14(4): 199-215.

[33] Stone B A, Alex A, Werlin L B, et al. Age thresholds for changes in semen parameters in men [J]. Fertil Steril, 2013, 100(4): 952-958.

[34] Anderson R A. Sertoli cell function in the ageing male [J]. Clin Endocrinol (Oxf), 2000, 53(2): 139-140.

[35] Bremner W J, Vitiello M V, Prinz P N. Loss of circadian rhythmicity in blood testosterone levels with aging in normal men [J]. J Clin Endocrinol Metab, 1983, 56(6):1278-1281.

[36] Bribiescas R G, Burke E E. Health, Evolution, and Reproductive Strategies in Men: New Hypotheses and Directions [M]// Jasienska G, Sherry D S, Holmes D J. The Arc of Life: Evolution and Health Across the Life Course. New York: Springer New York: 77-97.

[37] Inelmen E M, Sergi G, Girardi A, et al. The importance of sexual health in the elderly: breaking down barriers and taboos [J]. Aging Clin Exp Res, 2012, 24(3 Suppl): 31-34.

[38] National Institute on Aging. Vaccinations and Older Adults [OL]. 2022-06-14. https://www.nia.nih.gov/health/vaccinations-older-adults.

[39] Goronzy J J, Weyand C M. Successful and Maladaptive T Cell Aging [J]. Immunity, 2017, 46(3): 364-378.

[40] Palmer S, Albergante L, Blackburn C C, et al. Thymic involution and rising disease incidence with age [J]. Proc Natl Acad Sci U S A, 2018, 115(8): 1883-1888.

[41] Spadaro O, Youm Y, Shchukina I, et al. Caloric restriction in humans

reveals immunometabolic regulators of health span [J]. Science, 2022, 375(6581): 671-677.

[42] Ghanta V K, Hiramoto N S, Hiramoto R N. Thymic peptides as anti-aging drugs: effect of thymic hormones on immunity and life span [J]. Int J Neurosci, 1990, 51(3-4): 371-372.

[43] Cătoi A F, Corina A, Katsiki N, et al. Gut microbiota and aging-A focus on centenarians [J]. Biochim Biophys Acta Mol Basis Dis, 2020, 1866(7): 165765.

[44] Lopez-Otin C, Blasco M A, Partridge L, et al. The hallmarks of aging [J]. Cell, 2013, 153(6): 1194-1217.

[45] Lopez-Otin C, Blasco M A, Partridge L, et al. Hallmarks of aging: An expanding universe [J]. Cell, 2023, 186(2): 243-278.

[46] Schumacher B, Pothof J, Vijg J, et al. The central role of DNA damage in the ageing process [J]. Nature, 2021, 592(7856): 695-703.

[47] Sun N, Youle R J, Finkel T. The Mitochondrial Basis of Aging [J]. Mol Cell, 2016, 61(5): 654-666.

[48] Blackburn E, Epel E. The Telomere Effect: A Revolutionary Approach to Living Younger, Healthier, Longer [M]. New York: Grand Central Publishing, 2017.

[49] Rossiello F, Jurk D, Passos J F, et al. Telomere dysfunction in ageing and age-related diseases [J]. Nat Cell Biol, 2022, 24(2): 135-147.

[50] Martinez P, Blasco M A. Telomere-driven diseases and telomere-targeting therapies [J]. J Cell Biol, 2017, 216(4): 875-887.

[51] Hachmo Y, Hadanny A, Abu Hamed R,et al. Hyperbaric oxygen therapy increases telomere length and decreases immunosenescence in isolated blood cells: a prospective trial [J]. Aging (Albany NY), 2020, 12(22): 22445-22456.

[52] Ornish D, Lin J, Daubenmier J, et al. Increased telomerase activity and comprehensive lifestyle changes: a pilot study [J]. Lancet Oncol, 2008, 9(11): 1048-1057.

[53] Alle Q, Le Borgne E, Milhavet O, et al. Reprogramming: Emerging Strategies to Rejuvenate Aging Cells and Tissues [J]. Int J Mol Sci, 2021, 22(8).

[54] Mahmoudi S, Xu L, Brunet A. Turning back time with emerging rejuvenation strategies [J]. Nat Cell Biol, 2019, 21(1): 32-43.

[55] Gill D, Parry A, Santos F, et al. Multi-omic rejuvenation of human cells by maturation phase transient reprogramming [J]. Elife, 2022, 11.

[56] Ovadya Y, Krizhanovsky V. Strategies targeting cellular senescence [J]. J Clin Invest, 2018, 128(4): 1247-1254.

[57] Ullah M, Sun Z. Stem cells and anti-aging genes: double-edged

sword-do the same job of life extension [J]. Stem Cell Res Ther, 2018, 9(1): 3.

[58] Mitchell E, Spencer Chapman M, Williams N, et al. Clonal dynamics of haematopoiesis across the human lifespan [J]. Nature, 2022, 606(7913): 343-350.

[59] Moskalev A, Guvatova Z, Lopes I A, et al. Targeting aging mechanisms: pharmacological perspectives [J]. Trends Endocrinol Metab, 2022, 33(4): 266-280.

[60] Allen C A, Van Der Giezen M, Allen J F. Origin, Function, and Transmission of Mitochondria [M]// Martin W F, Müller M. Origin of Mitochondria and Hydrogenosomes. Berlin: Springer Berlin Heidelberg, 2007: 39-56.

[61] Saldmann F, Viltard M, Leroy C, et al. The Naked Mole Rat: A Unique Example of Positive Oxidative Stress [J]. Oxid Med Cell Longev, 2019, 2019: 4502819.

[62] Kim J, Choi J, Kwon S Y, et al. Association of Multivitamin and Mineral Supplementation and Risk of Cardiovascular Disease: A Systematic Review and Meta-Analysis [J]. Circ Cardiovasc Qual Outcomes, 2018, 11(7): e004224.

[63] Sesso H D, Christen W G, Bubes V, et al. Multivitamins in the prevention of cardiovascular disease in men: the Physicians' Health Study II randomized controlled trial [J]. JAMA, 2012, 308(17): 1751-1760.

[64] Colman R J, Anderson R M, Johnson S C, et al. Caloric restriction delays disease onset and mortality in rhesus monkeys [J]. Science, 2009, 325(5937): 201-204.

[65] Mattison J A, Roth G S, Beasley T M, et al. Impact of caloric restriction on health and survival in rhesus monkeys from the NIA study [J]. Nature, 2012, 489(7415): 318-321.

[66] Colman R J, Beasley T M, Kemnitz J W, et al. Caloric restriction reduces age-related and all-cause mortality in rhesus monkeys [J]. Nat Commun, 2014, 5: 3557.

[67] Escobar K A, Cole N H, Mermier C M, et al. Autophagy and aging: Maintaining the proteome through exercise and caloric restriction [J]. Aging Cell, 2019, 18(1): e12876.

[68] Tieland M, Trouwborst I, Clark B C. Skeletal muscle performance and ageing [J]. J Cachexia Sarcopenia Muscle, 2018, 9(1): 3-19.

[69] Ferrucci L, Fabbri E. Inflammageing: chronic inflammation in ageing, cardiovascular disease, and frailty[J]. Nat Rev Cardiol, 2018, 15(9): 505-522.

[70] Biagi E, Franceschi C, Rampelli S, et al. Gut Microbiota and

Extreme Longevity [J]. Curr Biol, 2016, 26(11): 1480-1485.

[71] Krishnan S, Ding Y, Saedi N, et al. Gut Microbiota-Derived Tryptophan Metabolites Modulate Inflammatory Response in Hepatocytes and Macrophages [J]. Cell Rep, 2018, 23(4): 1099-1111.

[72] Kato K, Zweig R, Barzilai N, et al. Positive attitude towards life and emotional expression as personality phenotypes for centenarians [J]. Aging (Albany NY), 2012, 4(5): 359-367.

[73] Beekman M, Nederstigt C, Suchiman H E, et al. Genome-wide association study (GWAS)-identified disease risk alleles do not compromise human longevity [J]. Proc Natl Acad Sci U S A, 2010, 107(42): 18046-18049.

[74] Trifunovic A. Mitochondrial DNA and ageing [J]. Biochim Biophys Acta, 2006, 1757(5-6): 611-617.

[75] Jang J Y, Blum A, Liu J, et al. The role of mitochondria in aging [J]. J Clin Invest, 2018, 128(9): 3662-3670.

[76] Zeng Y, Nie C, Min J, et al. Sex Differences in Genetic Associations With Longevity [J]. JAMA Netw Open, 2018, 1(4): e181670.

[77] Lapham K, Kvale M N, Lin J, et al. Automated Assay of Telomere Length Measurement and Informatics for 100,000 Subjects in the Genetic Epidemiology Research on Adult Health and Aging (GERA) Cohort [J]. Genetics, 2015, 200(4): 1061-1072.

[78] Lim R M H, Koh A S. Cardiovascular Aging and Physical Activity: Insights From Metabolomics [J]. Front Cardiovasc Med, 2021, 8: 728228.

[79] Cioccari L, Luethi N, Glassford N J, et al. The normal cardiac index in older healthy individuals: a scoping review [J]. Crit Care Resusc, 2019, 21(1): 9-17.

[80] Bainbridge K E, Wallhagen M I. Hearing Loss in an Aging American Population: Extent, Impact, and Management [J]. Annual Review of Public Health, 2014, 35(1): 139-152.

[81] Nagele E P, Han M, Acharya N K, et al. Natural IgG autoantibodies are abundant and ubiquitous in human sera, and their number is influenced by age, gender, and disease [J]. PLoS One, 2013, 8(4): e60726.

[82] Noordam R, Gunn D A, Tomlin C C, et al. High serum glucose levels are associated with a higher perceived age [J]. Age (Dordr), 2013, 35(1): 189-195.

[83] Bohannon R W, Larkin P A, Cook A C, et al. Decrease in timed balance test scores with aging [J]. Phys Ther, 1984, 64(7): 1067-1070.

[84] Leong D P, Teo K K, Rangarajan S, et al. Prognostic value of grip

strength: findings from the Prospective Urban Rural Epidemiology (PURE) study [J]. Lancet, 2015, 386(9990): 266-273.

[85] Marques F Z, Nelson E, Chu P Y, et al. High-Fiber Diet and Acetate Supplementation Change the Gut Microbiota and Prevent the Development of Hypertension and Heart Failure in Hypertensive Mice [J]. Circulation, 2017, 135(10): 964-977.

[86] DeJong E N, Surette M G, Bowdish D M E. The Gut Microbiota and Unhealthy Aging: Disentangling Cause from Consequence [J]. Cell Host Microbe, 2020, 28(2): 180-189.

[87] Parker A, Romano S, Ansorge R, et al. Fecal microbiota transfer between young and aged mice reverses hallmarks of the aging gut, eye, and brain. Microbiome [J]. 2022, 10(1): 68.

[88] Wen C P, Wai J P, Tsai M K, et al. Minimum amount of physical activity for reduced mortality and extended life expectancy: a prospective cohort study [J]. Lancet, 2011, 378(9798): 1244-1253.

[89] Lieberman D E, Kistner T M, Richard D, et al. The active grandparent hypothesis: Physical activity and the evolution of extended human healthspans and lifespans [J]. Proc Natl Acad Sci U S A, 2021, 118(50).

[90] Garatachea N, Pareja-Galeano H, Sanchis-Gomar F, et al. Exercise attenuates the major hallmarks of aging [J]. Rejuvenation Res, 2015, 18(1): 57-89.

[91] Kontro T K, Sarna S, Kaprio J, et al. Mortality and health-related habits in 900 Finnish former elite athletes and their brothers [J]. Br J Sports Med, 2018, 52(2): 89-95.

[92] Lee D C, Brellenthin A G, Thompson P D, et al. Running as a Key Lifestyle Medicine for Longevity [J]. Prog Cardiovasc Dis, 2017, 60(1): 45-55.

[93] Jackowska M, Hamer M, Carvalho L A, et al. Short sleep duration is associated with shorter telomere length in healthy men: findings from the Whitehall II cohort study [J]. PLoS One, 2012, 7(10): e47292.

[94] Hublin C, Partinen M, Koskenvuo M, et al. Sleep and mortality: a population-based 22-year follow-up study [J]. Sleep, 2007, 30(10): 1245-1253.

[95] Leger D, Beck F, Richard J B, et al. The risks of sleeping "too much". Survey of a National Representative Sample of 24671 adults (INPES health barometer) [J]. PLoS One, 2014, 9(9): e106950.

[96] Zhou L, Yu K, Yang L, et al. Sleep duration, midday napping, and sleep quality and incident stroke: The Dongfeng-Tongji cohort [J].

Neurology, 2020, 94(4): e345-e356.
[97] Division of Sleep Medicine at Harvard Medical School and WGBH Educational Foundation. Twelve Simple Tips to Improve Your Sleep [OL]. 2007-12-08. http://healthysleep.med.harvard.edu/healthy/getting/overcoming/tips#:~:text=Twelve%20Simple%20Tips%20to%20Improve%20Your%20Sleep%201,Set%20with%20a%20Consistent%20Sleep%20Schedule%20...%20.
[98] Koenig J I, Walker C D, Romeo R D, et al. Effects of stress across the lifespan [J]. Stress, 2011, 14(5): 475-480.
[99] Romundstad S, Svebak S, Holen A, et al. A 15-Year Follow-Up Study of Sense of Humor and Causes of Mortality: The Nord-Trondelag Health Study [J]. Psychosom Med, 2016, 78(3): 345-353.
[100] Goyal M, Singh S, Sibinga E M, et al. Meditation programs for psychological stress and well-being: a systematic review and meta-analysis [J]. JAMA Intern Med, 2014, 174(3): 357-368.
[101] Le Nguyen K D, Lin J, Algoe S B, et al. Loving-kindness meditation slows biological aging in novices: Evidence from a 12-week randomized controlled trial [J]. Psychoneuroendocrinology, 2019, 108: 20-27.
[102] Ornish D, Lin J, Chan J M, et al. Effect of comprehensive lifestyle changes on telomerase activity and telomere length in men with biopsy-proven low-risk prostate cancer: 5-year follow-up of a descriptive pilot study [J]. Lancet Oncol, 2013, 14(11): 1112-1120.
[103] Zoico E, Rubele S, De Caro A, et al. Brown and Beige Adipose Tissue and Aging [J]. Front Endocrinol (Lausanne), 2019, 10: 368.
[104] Laukkanen T, Khan H, Zaccardi F, et al. Association between sauna bathing and fatal cardiovascular and all-cause mortality events [J]. JAMA Intern Med, 2015, 175(4): 542-548.
[105] Forman H J, Zhang H. Targeting oxidative stress in disease: promise and limitations of antioxidant therapy [J]. Nat Rev Drug Discov, 2021, 20(9): 689-709.
[106] Harrison D E, Strong R, Sharp Z D, et al. Rapamycin fed late in life extends lifespan in genetically heterogeneous mice [J]. Nature, 2009, 460(7253): 392-395.
[107] Wipperman M F, Montrose D C, Gotto A M, et al. Mammalian Target of Rapamycin: A Metabolic Rheostat for Regulating Adipose Tissue Function and Cardiovascular Health [J]. The American Journal of Pathology, 2019, 189(3): 492-501.
[108] Blagosklonny M V. Rapamycin for longevity: opinion article [J]. Aging (Albany NY), 2019, 11(19): 8048-8067.

[109] Pyo I S, Yun S, Yoon Y E, et al. Mechanisms of Aging and the Preventive Effects of Resveratrol on Age-Related Diseases [J]. Molecules, 2020, 25(20).
[110] Howitz K T, Bitterman K J, Cohen H Y, et al. Small molecule activators of sirtuins extend Saccharomyces cerevisiae lifespan [J]. Nature, 2003, 425(6954): 191-196.
[111] Kulkarni A S, Gubbi S, Barzilai N. Benefits of Metformin in Attenuating the Hallmarks of Aging [J]. Cell Metab, 2020, 32(1): 15-30.
[112] Gomes A P, Price N L, Ling A J, et al. Declining NAD(+) induces a pseudohypoxic state disrupting nuclear-mitochondrial communication during aging [J]. Cell, 2013, 155(7): 1624-1638.
[113] Irie J, Inagaki E, Fujita M, et al. Effect of oral administration of nicotinamide mononucleotide on clinical parameters and nicotinamide metabolite levels in healthy Japanese men [J]. Endocr J, 2020, 67(2): 153-160.
[114] Elhassan Y S, Kluckova K, Fletcher R S, et al. Nicotinamide Riboside Augments the Aged Human Skeletal Muscle NAD(+) Metabolome and Induces Transcriptomic and Anti-inflammatory Signatures [J]. Cell Rep, 2019, 28(7): 1717-1728.
[115] Madeo F, Bauer M A, Carmona-Gutierrez D, et al. Spermidine: a physiological autophagy inducer acting as an anti-aging vitamin in humans [J]. Autophagy, 2019, 15(1): 165-168.
[116] Madeo F, Carmona-Gutierrez D, Kepp O, et al. Spermidine delays aging in humans [J]. Aging (Albany NY), 2018, 10(8): 2209-2211.
[117] Kang C. Senolytics and Senostatics: A Two-Pronged Approach to Target Cellular Senescence for Delaying Aging and Age-Related Diseases [J]. Mol Cells, 2019, 42(12): 821-827.
[118] Schafer M J, White T A, Iijima K, et al. Cellular senescence mediates fibrotic pulmonary disease [J]. Nat Commun, 2017, 8: 14532.
[119] Pan S, Gong S, Zhang J, et al. Anti-aging effects of fetal dermal mesenchymal stem cells in a D-galactose-induced aging model of adult dermal fibroblasts [J]. In Vitro Cell Dev Biol Anim, 2021, 57(8): 795-807.

写在最后

首先，非常感谢您的阅读，希望这本书对您有所帮助。写这本书的初衷，是希望能有一本适合国人体质的、科学完整地介绍人体衰老的通俗读物，帮助大家建立科学的衰老观，在了解衰老原理的基础上，选择健康的生活方式，以及正确判断我们通过各种渠道遇到的抗衰老方法。

每个人都难免衰老，但是衰老过程是高度个性化的，所以我们应该选择适合自己的抗衰老方式，而这种方式的选择应基于精准的对生理年龄的测量，至少细化到器官和组织水平，最好能达到细胞水平。

我相信在未来，精准抗衰会成为一种生活方式。每个人都可以根据自己的遗传背景、细胞以及器官和组织的衰老程度进行精准抗衰。希望本书能够成为您科学抗衰老的一本工具书，并对您的抗衰老路途有所帮助。